아름다운 폐경
멋진 인생

이화여자대학교 교수 이경혜 지음

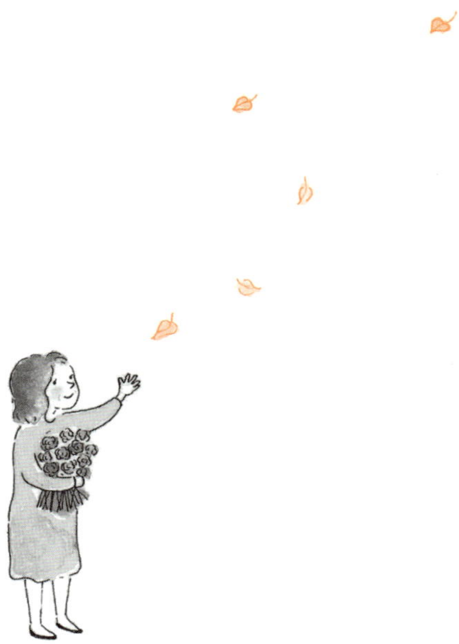

학지사

책머리에서

인간의 수명이 길어지고, 삶의 질이 강조되면서 여성들의 폐경기 건강관리와 폐경 후 노년기의 건강한 삶에 대한 관심이 높아지고 있다. 필자는 이화여자대학교 간호과학대학과 평생교육원에서 다년간 '여성건강간호학'과 '중년기 건강관리'를 강의하면서, 여성들이 폐경기에 대해 막연한 두려움이 있고 어떻게 하면 폐경기를 아프지 않고 잘 넘길 수 있을까에 관심이 많다는 것을 알 수 있었다. 또한 이들은 중년을 건강하게 노년을 멋있게 살고자 하는 욕구도 크다는 것을 알 수 있었다.

여성에게 폐경은 결코 병이 아니다. 그것은 인생의 한 과정으로서 계절이 변하고 우주가 운행하는 것과 같이 자연스러운 현상이며, 인간은 그 대자연의 변화에 순응한다. 여성들이 자신에게 다가올 폐경에 대하여 정확히 알고 대처하면 폐경기와 그 이후에 발생하는 건강문제를 예방하거나 최소화할 수 있고, 폐경을 아름답게 경험할 수 있다.

필자는 그동안 폐경기에 있는 중년여성들과 많은 대화를 나누면서, 이들에게 폐경기를 편안하게 넘길 수 있는 가이드북이 절실히 필요하다는 것을 느꼈다. 그래서 중년여성들에게 폐경기에 나타나는 신체 · 정신 · 사회적 변화와 관련된 지식과 정보를 제공하고, 건강관리를 위한 실천방법을 소개하고자 이 책을 집필하게 되었다. 이 책은 지란지교(芝蘭之交), 다정한 친구처럼 항상 옆에 두고 아무 때나 펼쳐 볼 수 있는 편안한 책이 되었으면 한다.

이 책은 총 2부로 구성되어, 1부는 폐경으로 인해 나타나는 변화와 대처방법을 소개하였고, 2부는 폐경 이후 노년에 이르기까지 건강을 유지하며 인생을 멋지게 살아가는 데 필요한 통찰력과 자기관리법을 소개하였다. 일부 학자들은 '폐경(閉經)' 이란 말 대신 '완경(完經)' 이란 용어를 쓰기도 하지만 필자는 폐경이란 말을 그대로 쓰기로 하였다. 시작이 있으면 끝이 있고 끝은 다시 시작의 밑거름이 된다는 자연의 이치를 따른 것이다.

비록 폐경이 생의 과정이고 자연스러운 현상이라 할지라도 인생의 한 고비로서 폐경 현상에 대한 지식이나 정보가 없어 건강관리를 제대로 하지 못하면 질병으로 나아갈 수 있다. 그러므로 건강관리를 잘하기 위해서는 왜 그러한 문제가 발생하는지 그 원리를 알면 실천을 더 잘할 수 있을 것이다. 이 책에 나오는 사실(facts)은 과학적 지식과 연구결과를 바탕으로 여성의 입장에서 비교적 쉽게 쓰려고 노력하였다. 또한 곳곳에 나오는 사례들은 필자가 실제로 만나고 면담한 중년여성들의 생생한 경험담이다. 물론 모두 가명이지만 그분들에게 감사를 드린다.

마지막으로, 이 책이 나오기까지 애써 주신 학지사 김진환 사장님과 편집부 백소현 씨 그리고 멋진 일러스트를 그려 준 박은애 씨에게 깊은 감사를 드린다.

이경혜 드림

차 례

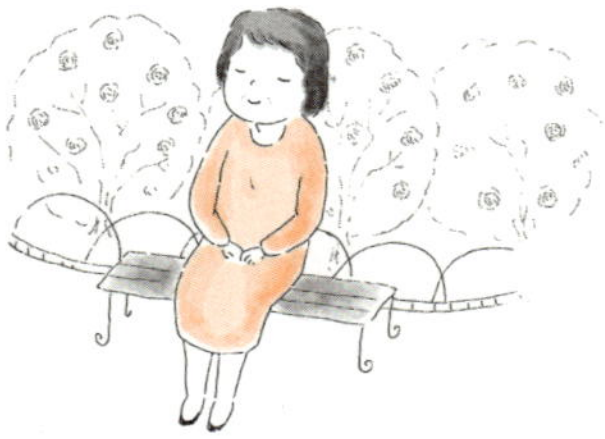

PART 1
아름다운 폐경

PART 2

멋진 인생

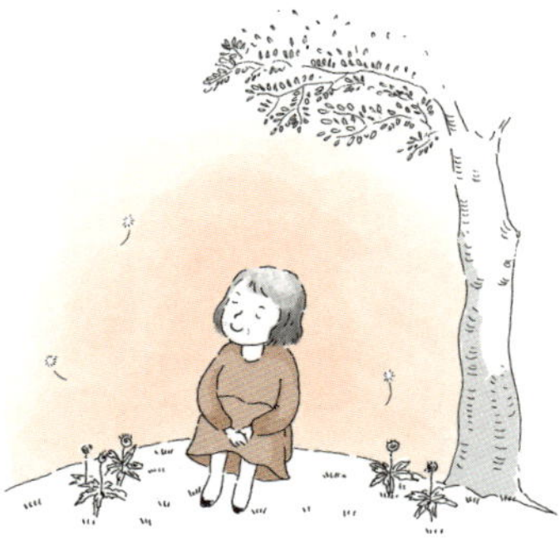

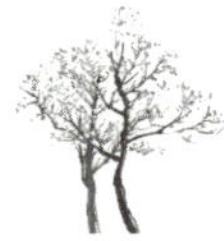

프롤로그

이른 봄 마른 가지에 물이 오르고 파릇한 새싹과 함께 겨우내 움츠리고 있던 꽃봉오리에서 터져 나오는 수줍은 꽃잎은 사춘기 소녀의 붉은 뺨처럼 부드럽고 아름답다. 하늘이 높아지고 바람이 서늘해지면 여름내 청청하던 짙푸른 초록이 퇴색하면서 노랗고 붉은색이 스며 나와 어느덧 아름다운 단풍으로 온 산과 거리가 한 폭의 동양화가 된다.

인간도 자연의 한 부분이다. 사춘기(思春期)가 인생의 봄이라면 폐경은 인생의 가을, 즉 사추기(思秋期)라 할 수 있다. 봄의 꽃만 아름다운 것이 아니라 가을의 단풍도 아름답다. 꽃이 봉오리에서 터져 나오듯이 단풍은 한여름의 역경을 지낸 거친 잎에서 스며 나온다. "경상풍엽단(經箱楓葉丹)." 서리 맞은 단풍이 더욱 붉은 것처럼 인생의 역경을 이겨낸 사람의 폐경 후 모습은 더욱 아름답다.

여성의 가을은 폐경과 함께 온다. 가을이 결실의 계절이듯 폐경기도 인생의 결실을 맺을 때다. 그래서 폐경기를 다른 말로 실년기(實年期)라고도 한다. 결실은 풍성함과 만족감도 있지만 아쉬움과 부족함도 있다. 기후와 토양에 따라 과일 맛이 다르듯이 여성도 살아온 배경과 환경, 문화에 따라 폐경의 의미를 다르게 느낀다.

폐경은 여성이 살아가는 과정에서 맞이하는 정상적이고 자연스러운 현상인 반면, 생식 기능이 끝나고 노화가 시작되는 시기이기도 하다. 이 시기에 나타나는 여러 신체, 정신, 사회적 변화는 이후 여성의 건강과 삶의 질에 영향을 미친다. 폐경에 대한 막연한 두려움으로 불확실한 약물과 음식을 먹고 병원을 전전하는 여성이 있는가 하면, 심각한 건강문제가 있어도 지나가는 것이려니 하고 간과하여 조기발견과 치료의 기회를 놓치는 경우도 있다. 그러나 많은 여성들은 폐경기 변화에 대한 정확한 지식과 정보, 대처능력, 그리고 이런 여성들을 이해하고 도와주는 사람이 있으면, 폐경 현상을 자연스러운 생의 과정으로 받아들이고, 스스로 관리하면서, 인생을 관조(觀照)하고 성숙해 가는 모습을 보인다.

폐경기의 여러 변화들은 병리적이기보다는 생리적 전환과정에서 오는 불균형이 많으며, 이 시기가 지나가면 대부분 정상으로 돌아온다. 그러나 이 시기의 여러 가지 생활사건과 그에 따른 스트레스는 생리적 전환과정의 불균형에서 오는 증상을 악화시켜 대처하기 힘든 상황으로 몰고 갈 수 있다.

그러므로 폐경기의 건강관리에 대한 정보와 건강한 일상생활을 위한 실질적 가이드는 꼭 필요한 것이다. 이는 여성이 폐경기 변화에 대처할 수 있는 능력을 길러주어 삶의 질을 증진하고 멋있는 중년과 품위 있는 노년을 맞이할 수 있는 준비를 하도록 도와준다.

인간은 세상에서 생존을 준비하기 위해 태내(胎內)에서부터 먹고 배설하고 빠는 연습을 한다. 폐경기의 건강한 섭생은 노년을 위한 준비이자, 죽음을 위한 준비도 된다. 폐경을 긍정적으로 바라보고 아름답게 경험하면, 꽃보다 아름다운 단풍, 맛있는 열매로서 인생을 멋있고 풍성하게 살 수 있을 것이다. 그리하여 이 세상 떠나면서 '참 아름다웠노라' 고 노래할 수 있을 것이다.

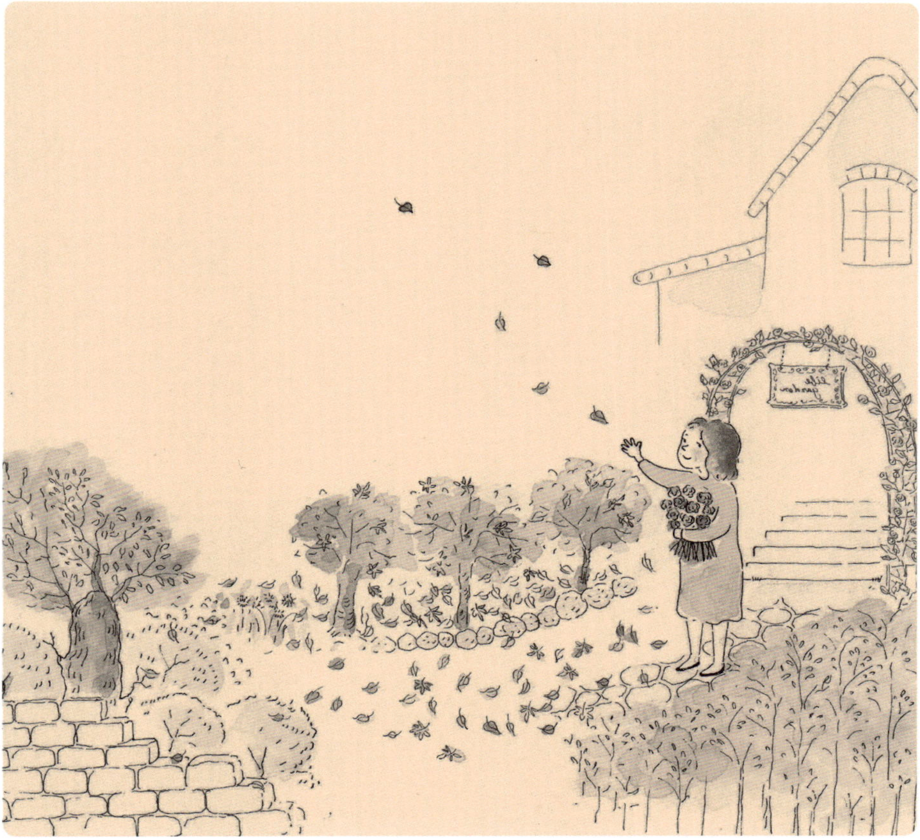

Part 1

아름다운 폐경

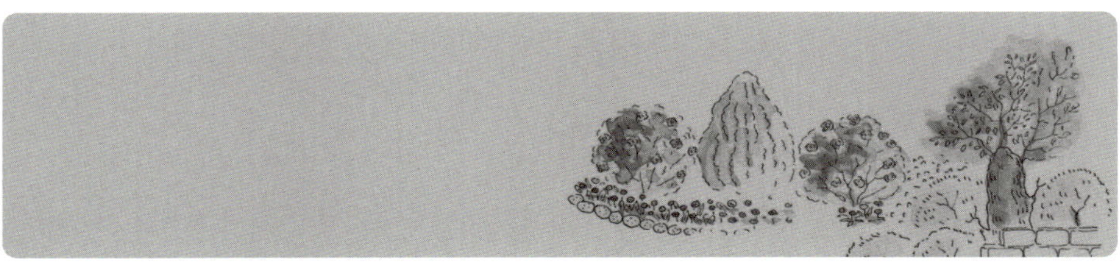

폐경기 여성들의 경험

폐경은 월경과 함께 여성의 일생에서 일어나는 자연스러운 과정이다. 월경이 병이 아니듯 폐경 역시 병이 아니다. 이 현상은 여성에게만 일어나는 여성의 사건이다. 월경이 여성 생식능력의 시작이라면 폐경은 생식능력이 끝나는 시기다. 이러한 변화는 여성의 몸에 큰 전환기가 된다. 몸의 변화는 신체뿐만 아니라 정신과 정서적인 감정이나 사회적인 역할에 있어서도 변화를 가져온다. 여성은 이러한 변화에 적응해야 하는데 상황에 따라 잘 적응하는 사람이 있는가 하면 그렇지 못하여 이 시기를 어렵게 넘기는 사람도 있다.

여성에게 있어 폐경기는 분명 하나의 위기다. 그러나 위기가 기회가 될 수 있는 것처럼, 폐경기도 여러 가지 불편감으로 힘들기는 하지만 성숙의 단계로 발전하는 계기가 되기도 한다. 폐경기를 어떻게 넘기느냐 하는 것은 개인의 위기 대처능력이나 폐경에 대한 인식, 그리고 개인의 생활환경과 주위사람들의 이해와 도움 정도에 따라 달라진다.

필자는 폐경을 거치는 40~60세 여성 65명을 면담하여 그들의 경험을 연구한 적이 있었다. 면담한 여성들은 폐경에 대한 인식 정도와 지금까지 살아온 삶에 따라 다양한 경험을 말하였다. 그들의 말을 들어 보자.

"생리가 원래 45일 주기였는데 한 3년 전부터 조금씩 날짜가 당겨지면서 지금은 30일에 한 번씩 하고, 등이 가만있다가 금방 흠뻑 다 젖을 정도로 땀이 나고 한기가 나면서 열기가 느껴지고 ……. 작년에는 양쪽 어깨가 불이 화끈 나는데, 어떤 느낌이냐면 불을 활활 때서 불 바로 옆에 양쪽 어깨를 딱 대고 있는 듯한 느낌이 들어요. 한참 동안 손을 대도 열이 날 만큼 그렇게 뜨겁게 달아오르더라고요. 그러면서 얼굴의 열도 시도 때도 없이 나고 눈을 못 뜰 정도로 빨갛게 달아올라요."

권경숙 (48세)

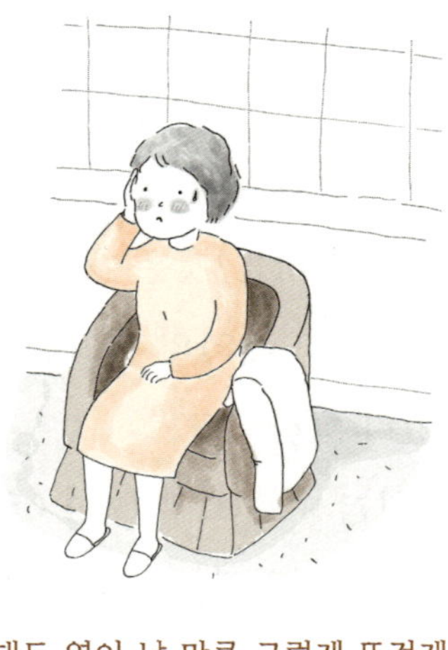

한참 동안 손을 대도 열이 날 만큼 그렇게 뜨겁게 달아오르더라고요.

"지난해부터 생리 주기가 불규칙해지고 양도 차츰 줄어들었어요. 질 분비물도 줄고 입안도 건조해져서 말을 길게 할 수가 없었습니다. 또 기억력도 떨어지고 체력도 약해지고요. 얼굴과 손에 열이 나고 화끈화끈 달아올라 너무 힘들었어요. 사람들 앞에서 갑자기 얼굴이 달아오를 때는 내가 무슨 잘못이라도 한 것 같아 너무 당황스럽고 창피해요. 그대로는 견딜 수가 없어 친구 집에 가서 내 마음을 털어놓고 수다를 떨고 실컷 놀고 나니 시원해졌어요."

김영숙 (45세)

"폐경기는 제2의 인생이라고 생각해요. 자식들도 다 크고 남편도 사회적으로 안정되어 뒷바라지할 것이 줄어드니 내 인생

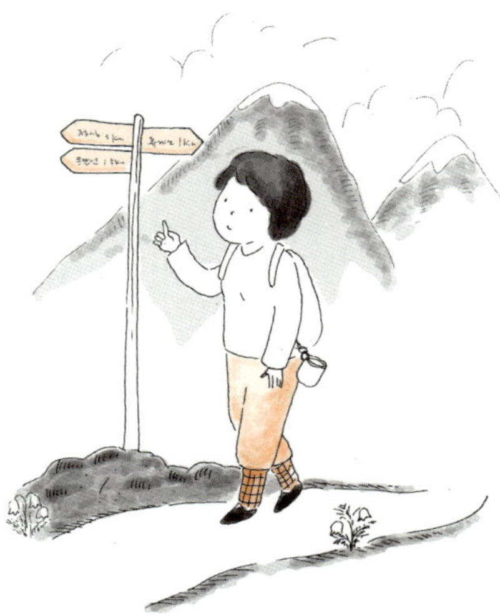

폐경기는 제2의 인생이라고 생각해요.

을 즐길 수 있는 시기라고 생각해요. 저는 폐경기가 되면서 자식들 돌봐야 할 일이 없어지니 무료해지고 온몸이 아파왔어요. 몸이 차츰 늙어가고 앞으로 살날이 얼마 남지 않았다는 생각이 들면서 허무하기도 했어요. 그러나 그렇기 때문에 남은 인생을 더 보람 있게 보내야겠다는 생각이 들어서 아들이 대학 들어간 후 한복집을 차려 사업을 시작했어요. 원단을 구입하고 디자인을 해서 고객이 만족하면 큰 성취감을 맛보게 되었지요. 직업을 갖는다는 것이 얼마나 보람된 일인가를 알았습니다. 특히 40대 이후에 다시 직업을 갖는 것은 정말 필요한 일이라고 생각해요."

최경자(50세)

"지난해에 월경이 없어졌어요. 나이 드니까 끊어졌다고 생각했고 없으니까 홀가분하고 좋아요. 작년에 두세 달 월경이 불규칙하다가 두 달은 펑펑 쏟아져 병인가 했는데 자연히 멈추어 병원에 가지 않았어요."

이영희(48세)

"눈이 침침하고 기억력이 많이 약해져 건망증이 심하고 관절 마디마다 쑤시고 저리고 아파요. 질 분비물도 줄어들고 흰머리도 생겼어요. 몸을 보호하기 위해 한약을 1년 넘게 먹고 있어요. 남편은 15년 전에 죽었고 3년 전에 시어머니가 뇌졸중을 앓다가 돌아가신 후 요즘은 기도와 찬송을 부르며 매일매일 하나님께 감사하며 삽니다. 사는 데 정신이 없어 폐경기에 대해 생각해 본 적도 없고 그저 아프지만 않으면 좋겠어요."

박순자(60세)

폐경에 대한 여성들의 경험담은 제각각 다르지만 몇 가지 공통점과 차이점이 있다. 공통점은 신체적으로 월경이 끊어진다는 것과, 열이 나고 땀이 난다는 것, 질 분비물이 줄어든다는 것이다. 그리고 정신적으로는 외롭고 쓸쓸하고 허무하고 우울하다는 것과, 사회적으로는 자기 역할에 대한 회의감이 들고 정체감이 없어진다는 것이다. 차이점은 이러한 현상들이 그 여성의 현재와 과거의 건강상태, 지나온 인생의 역사와 현재의 생활사건, 그리고 그들이 사는 사회문화적 환경에 따라 그 정도와 양상이 제각각이라는 것이다.

이와 같이 폐경이란 어떤 사람에게는 별문제가 되지 않고 오히려 잃어버린 자기 능력을 찾으며 인생의 자유와 충만함을 느끼는가 하면, 어떤 사람에게는 온몸이 아프고, 삶의 의미가 없고 죽고 싶을 만큼 매우 심각한 생의 위기가 된다.

폐경의 두 얼굴, 여성에게 있어 폐경은 인생의 끝인가, 시작인가? 징벌인가, 축복인가? 지금부터 폐경의 모든 것에 대해 알아보자.

폐경이란 무엇인가

폐경(閉經)의 사전적 의미는 '경도가 닫히다' '여자의 월경이 끊어지다' 라는 뜻이다. 영어로 'menopause' 인데, 이것은 그리스어의 'mens(달마다)' 와 'pause(멈추다)' 에서 왔다. 즉, '달거리가 멈추다' 이다. 생리적으로는 매달 난소에서 발생하는 배란이 일어나지 않고 호르몬 분비가 감소되면서 마침내 멈추게 되어 자궁에서 배출되던 월경이 없어지는 현상을 말한다. 이것은 여성이 더 이상 임신과 출산을 하지 않는 것으로, 생산적 시기에서 비생산적 시기로 전환되는 것을 의미한다.

폐경을 전후한 시기를 폐경기라고 하며 월경이 불규칙해지는 폐경전(premenopause), 월경이 끝나는 폐경(menopause), 월경이 끝난 후의 폐경후(postmenopause)로 나눌 수 있다. 이 모두를 포함하여 폐경주변기(perimenopause) 혹은 갱년기(climacteric)라고도 한다. 갱년기라는 말은 월경이 없어지는 것뿐만 아니라 폐경으로 인한 신체 · 정신 사회적 변화와 노년기로 이행하는 여러 노화현상을 모두 포괄하는 용어다. 따라서 갱년기는 여성은 물론 남성에게도 사용하는 용어다.

폐경은 보통 45세부터 55세 사이에 일어나며 평균적으로는 51세경이라고 한다. 그러나 사람에 따라 45세 전에 조기폐경이 될 수도 있고(수술로 폐경이 되는 것은 제외하고), 60세 이후까지 월경을 하는 경우도 있다. 최근에는 초경은 빨라지고 폐경은 늦어지는 경향을 보인다.

여성은 사춘기부터 폐경이 될 때까지 생식에 필요한 여러 가지 호르몬이 분비되는데 중요한 것은 뇌하수체 전엽에서 분비되는 성선자극호르몬, 난소의 난포에서 분비되는 난포호르몬(에스트로겐)과 황체호르몬(프로게스테론)이다. 이 호르몬들은 여성을 여성답게 하면서 여성의 몸 전체에 영향을 미친다. 여성의 일생에서 없던 호르몬이 새롭게 분비되는 사춘기가 한 고비라면, 있던 호르몬이 줄어들고 없어지는 폐경기 또한 하나의 고비다. 호르몬 분비의 감소는 신체 · 정서 · 정신적 변화를 일으키고 사회문화적 자극에 따라 각기 다른 반응이 나타나게 한다.

폐경은 여성의 일생에서 하나의 통과의례이며 삶의 과정이고, 성장발달의 한 단계다. 그러므로 질병이 아니며, 불행이나 불능의 뜻은 더구나 아니며, 여성다움과 활동적인 생활의 끝도 아니다. 폐경에 대해 잘 알고 폐경기의 변화에 잘 적응하면 여성은 적어도 폐경 후 30년 이상을 건강하고 활기차게 살 수 있다.

여성들에게 폐경이 무엇이라고 생각하냐고 물어보면 보통 4가지 범주의 대답으로 나뉜다.

첫째, 폐경은 '아픈 것이다' '(아플까봐) 무섭다' 는 대답이다. 이것은 폐경을 에스트로겐의 결핍에 따른 질병으로 보는 ‘생의학적 측면’의 생각이다. 생식기능이 없어지고 성생활이 어려우며 아름다움이 퇴색되므로 여성의 역할은 끝났고 무능한 존재라고 생각하는 것이다. 이러한 생각은 서양의 사고방식이고 현대 서양의학에서 주장하는 것이다. 서양의 사고방식은 젊고 아름다운 것에 큰 가치를 둔다. 그러므로 폐경 이후의 여성은 젊음과 아름다움이 사라져 늙고 추해지므로 가치가 없다고 생각한다. 그로 인해 여성은 불안하고 우울하고, 자신을 가치 없는 존재라고 생각하여 자존감이 낮아지게 된다. 이에 반해, 동양의 사고방식은 노인을 존경하고 나이가 든다는 것은 점잖아지고 지혜가 느는 것으로 생각하여 젊은이로부터 대접을 받는다. 그러므로 불안이나 우울, 자존감의 저하가 서양에 비해 적고 폐경증상도 덜 느낀다. 그러나 오늘날 우리 사회의 생활습관이나 가치관이 서양의 방식을 따르게 되면서 폐경에 대한 생각과 건강문제도 과거 전통사회와는 다른 양상으로 나타난다.

현대 서양의학에서 폐경은 호르몬 결핍으로 오는 질병이며 폐경기 여성은 환자이므로 폐경증상을 치료하기 위해서는 호르몬 치료와 정신과 치료를 포함한 여러 가지 치료를 해야 한다고 말하고 있다. 여성이 폐경에 대해 어떤 생각을 가지고 있느냐는 폐경에 적응하는 여성의 태도를 결정한다. 폐경을 병이라고 생각하는 여성은 스스로를 환자라 생각하고 매력 없고 쓸모 없는 인간이라고 생각한다. 이러한 생각을 가진 여성은 '폐경은 육체가 하나씩 고장이 나고 몸이 한곳씩 아파가는 것이다.' '육체적으로 모든 것이 쇠약해졌다. 나는 빈껍데기요, 늙어졌고 힘없고 별 볼일 없는 존재다.' 라고 얘기한다. 이러한 여성은 의존적이며 스스로를 무능력하다고 생각하여 병원을 전전하면서 좋다는 약과 음식을 다 먹어도 해결이 되지 않아 고통을 호소하고 있다.

둘째, '폐경기는 외롭고 허무하다.' '모든 것이 헛되고 우울하다.' 라는 대답이다. 이것은 역할의 상실, 자아정체감의 상실, 정신적 변화에 따른 현상으로서 '사회문화적인 측면의 생각' 이다. 폐경기에 나타나는 여러 현상은 역할 변화에서 오며, 여성이 속한 문화와 경험하는 생활사건에 따라, 또 감정적인 요인에 따라 각기 다르게 나타난다. 이러한 요인에 따라 폐경기에 대해 긍정적인 반응을 보이기도 하고, 부정적인 반응을 보이기도 한다. 긍정적 반응을 보이는 여성은 "끊어지니까 홀가분하고 편해서 좋아요. 남편이나 자식에게 얽매었던 것에서 해방된 기분으로 스포츠를 즐기고 여행도 가고……." 라며 폐경 후의 생활을 즐긴다. 반면에 부정적인 반응을 보이는 여성은 "남편과 자식이 상대해 주는 횟수가 줄어드니 무시당하는 느낌이 들어요. 자식이 내 품을 벗어나고 내 뜻을 따라주지 않으니 지금까지 내가 무얼 하고 살았나 싶어요." 라며 우울에 빠지기도 한다.

역할의 상실과 함께 육체적인 힘의 상실, 여자 구실을 못한다는 여성성의 상실, 부모의 죽음, 자녀의 출가와 같은 가족의 상실 등 여러 가지 상실감으로 외로워하며 경제적으로 넉넉하지 못했던 여성은 고생하고 살아온 날들을 억울해하면서 남편과 자식을 원망한다. 이러한 심리변화에 따라 신체적 불편감이 나타나고 심하면 병으로 발전한다. 이와 같은 현상은 우리 사회가 서구화되고 가족구조가 핵가족화되면서 더 뚜렷이 나타나고 있다. 전통사회에서 여성들은 폐경증상으로 어려움을 겪었다는 기록이 없다. 아시아 민족과 같은 페루의 여성들은 미국의 여성들보다 폐경증상을 덜 느낀다고 한다. 노인을 존경하는 동양의 대가족 사회는 젊음을 가치 있게 생각하는 서양의 핵가족 사회보다 폐경증상에 대한 호소가 적다. Dickson(1990)은 폐경 증후군은 문화적 행동의 서구적 현상이라고 주장한다. 현재 우리 사회는 과거 전통적인 사회를 벗어나 서양사회를 지향하고 있으며 우리의 생활양식과 의식이 서양화되어 가므로 과거보다 폐경 증후군을 호소하는 여성이 늘어나고 있다. 폐경기에 나타나는 역할의 상실은 하고 싶던 공부를 계속하거나 취미생활을 갖는 것, 종교생활이나 봉사활동을 하는 것, 경제활동을 하는 것 등에서 새로운 역할을 찾을 수 있다. 특히 경제활동으로 경제력을 가질 때 가장 큰 보람과 기쁨을 찾는 것을 볼 수 있다.

폐경기 여성들은 지금까지 경제활동은 남자만 하는 것으로 알았다가 자신도 경제활동을 하면서 남편과 대등한 느낌을 갖게 되고, 뭔가 생산적인 일을 한다는 것에 대해 마음 뿌듯해한다. 남편과 자식의 뒷바라지, 월경으로 인한 불편감과 속박에서 벗어나 자유롭게 자신만의 생활을 설계하고 즐길 수 있다는 것을 알게 된다.

새로운 역할을 찾은 김영순 씨는 이렇게 얘기한다.

> "자식을 돌봐야 하는 일이 없어지니까 무료해지고 할 일이 없어졌어요. 일을 해보니까 내 자신이 경제권을 가지고 씀씀이에 자율권을 갖고 보니 남편과 대등한 입장에서 대하게 되었고 관계가 좋아졌어요. 새로운 삶을 살게 된 것이 보람되고 매사에 즐겁기만 합니다."

셋째, '폐경은 제2의 사춘기(思春期)' '사추기(思秋期)' '새로운 인생의 시작'이란 대답이다. 이러한 반응은 '여성 중심적인 생각'이다. 자아를 확인하고 자신의 정체감을 재확인하는 변화다. 사춘기가 제1차 정체감 확립이라고 하면 사추기는 제2차 정체감 확립의 시기다. 지금까지 어머니로, 아내로 살면서 자신보다는 가족을 위해 희생하며 현모양처로만 살다가 이제는 한 사람의 여성이자 인간으로서 자신만의 생활을 찾고 자신의 삶을 즐기려 한다. 이전의 삶에 대해 후회 혹은 감사하면서 무엇인가 새롭게 살고 싶어 하고, 자신만의 새로운 삶이 있다는 것을 발견한다. 이러한 여성은 "바보처럼 살아온 것이 후회스럽고 눈물이 나요. 현모양처로 살아온 것이 후회스럽고 절대 자식만 바라보며 살 것이 아니라고 봅니다."라고 말한다. 그러면서 알뜰하게 저축하며 살던 일을 그만하고 자신을 위해 돈을 쓰고 몸치장도 하고 인생을 즐기며 살고 싶다는 반응을 보인다.

여성의 입장에서 여성들이 갖는 대부분의 질병들은 남편과 자녀의 요구, 가사의 무거운 짐에 압도되었기 때문이라고 볼

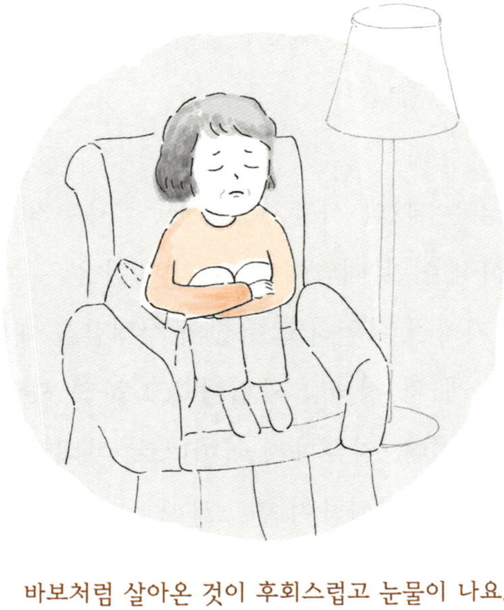

바보처럼 살아온 것이 후회스럽고 눈물이 나요.

수 있다. 여성은 수동적이거나 의존적이었고 여성의 건강과 질병을 결정하는 것은 남성이라고 보는 것이다. 병원이나 의사를 결정하는 것도, 수술이나 치료를 결정하는 것도 모두 남편이나 아들과 같은 남성이었다. 이러한 남성의 태도는 여성을 수동적이고 무능하고, 의존적인 존재로 만들었다. 여성이 사랑받기 위해서는 되도록 모르는 척하고, 자기 목소리를 내지 않고 남편에게 순종해야 한다고 인식하게 했다. 그러나 남편의 무시와 무관심, 일방적인 결정은 여성을 병들게 한다. 현대의 여성은 자신의 몸에 대해 주인 의식을 가지고 스스로 조절하고 결정하기를 원한다. 여성에게 충분한 지식과 정보를 제공하면 여성은 독립적으로 자신의 인생을 계획하고, 능동적으로 활동하며, 인생을 좀 더 즐겁게 살 수 있다. 1975년 미국에서 만든 '폐경자조 모임(menopausal self-help group)' 은 폐경기 여성들이 함께 모여 서로 자기 문제를 털어놓고 정보를 교환하며 도움을 구하면서 폐경기의 불편함을 완화하는 자구책을 찾는 데 공헌하였다. 여성들이 모여 수다를 떠는 것은 단순한 수다만이 아니다. 폐경은 여성이 '새롭게 태어나는 것' 이다.

넷째, 폐경은 '마음이 둥글둥글해지고 너그러워지는 것' 이라는 대답이다. 폐경은 여성의 인생을 의미 있고 풍성하게 이끈다. 폐경은 자연스러운 생의 과정이며 성장발달 단계다. 그러나 이 단계의 발달과업을 달성하는 데는 위기가 따른다. 사춘기에 방황이 있었던 것처럼, 사추기에도 정체감의 상실로 인한 방황이 있다. 초경으로 오는 신체적 불편감이 있었다면, 폐경으로도 신체적 불편감이 올 수 있는 것이다. 사춘기에 마음이 울렁거렸다면, 사추기에는 허무함과 우울함이 올 수 있다. 이러한 변화에 대해 대부분의 여성들은 잘 적응하고 위기를 넘길 수 있지만, 약 10%의 여성들은 제대로 적응하지 못하여 질병으로 이행되는 경우가 있다. 폐경으로 인한 발달상의 위기뿐만 아니라 자신이나 가족의 질병, 경제적 손실, 부모의 죽음, 남편의 실직, 자녀의 출가 등 여러 가지 생활사건으로 상황적 위기가 겹치면 지금까지의 대처능력으로는 이 위기를 극복할 수 없다. 이때는 누군가의 도움이 필요하다.

폐경기 여성을 괴롭히는 것은 호르몬의 변화에서 오는 신체적 불편감, 사회문화적인 역할의 상실, 여성학적인 자아의 상실 등 모두가 포함된다. 이 모든 이론을 포괄하여 다학제적으로 연구하고 해결방법을 찾아 폐경여성을 돕는 것이 간호학적 입장이다. 폐경기에 나타나는 현상은 어느 한 가지 이론으로 설명할 수 없고 그에 따른 불편감 혹은 증상도 서로 상호 관련되고 복합적이어서 한 가지 방법으로는 해결할 수 없다. 폐경기 여성의 문제는 폐경기 여성 자신이 해결해야 한다. 의사, 간호사, 약물, 보조요법 등은 폐경기 여성을 도와줄 뿐 해결은 본인이 해야 하는 것이다. Aguilera와 Massick(1982)는 위기를 대처하는 방법에 대해 위기이론을 적용한 대처방법을 제시했다. 그 하나는 위기(폐경)의 실체에 대해 정확히 아는 것이다. 그 다음은 위기에 대한 대처경험으로, 이는 과거에 어려움을 당했을 때 어떻게 대처했느냐는 것이다. 마지막으로 지지그룹, 즉 그 사람을 도와줄 사람이 있느냐는 것이다. 이 세 가지가 모두 있다면 그 사람은 그 위기를 충분히 이겨낼 수 있다. 그러나 이 가운데 하나라도 없다면 위기에 빠져 질병이나 혹은 죽음에까지 이를 수 있다. 그러므로 이 세 가지를 도와주면 그 여성은 폐경기의 불편감과 문제를 이겨내고 자신감과 성취감으로 남은 인생을 즐겁고 보람되게 살 수 있다.

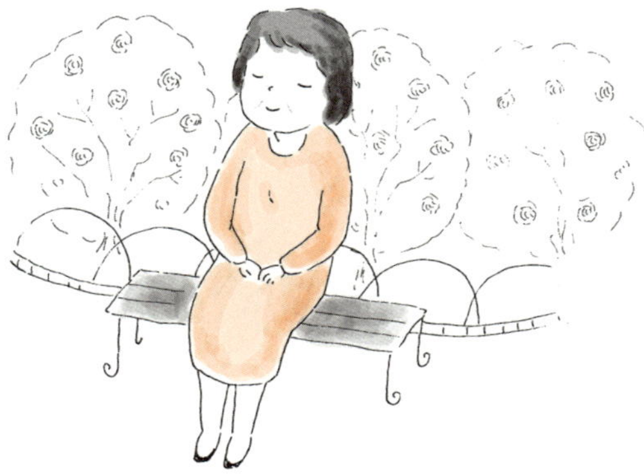

3년 전에 폐경이 된 장혜경 씨는 다음과 같이 얘기한다.

"인생을 숙고하고 내 자신을 돌아보며 남은 인생을 어떻게 살 것인가에 마음을 쏟게 됩니다. 마음이 둥글둥글해지고 너그러워지고 모두 용서하며 더욱 많은 사랑을 베풀며 시간을 아껴 살려고 합니다."

"마음이 둥근 사람은 우주를 끌어안는 사람이다. 하나의 장애물은 하나의 경험이며 하나의 경험은 하나의 지혜다."라고 어느 시인은 말했다.

월경과 폐경: 여성들만의 특권

월경과 폐경은 여성들만이 갖는 특권이다. 월경은 시작이요, 폐경은 끝이다. 여성은 12~13세 때 초경을 시작하여, 45~50세까지 약 30~40년간 매달 50cc 정도의 피를 쏟고도 건강하게 산다. 고대사회의 남성들은 이러한 여성을 보고 무서워하고 신성시하였다. 남자들이 그렇게 많은 피를 쏟는다면 아마 아파서 쩔쩔매거나 모두 죽었을 텐데 여자는 아프지도 않고 죽지도 않는 것을 보고 사람이 아니고 신이라고 생각했던 것이다. 그래서 고대사회의 신은 모두 여신(女神)이었다. 월경을 한다는 것은 자손을 생산할 수 있는 능력이 있다는 것을 의미한다. 월경을 하는 여성은 임신을 하고 아기를 낳는다. 아기를 낳는다는 것은 종족 번식을 의미하고, 아기는 자라서 종족의 재산을 생산하는 중요한 인적 자원이 된다. 이러한 여성의 능력 때문에 모계사회가 형성되었다는 설도 있다.

폐경은 월경이 끝나는 것이다. 월경의 끝, 임신을 더 이상 할 수 없다는 것이며 생산능력이 끝났다는 것을 의미한다. 그러나 생산능력이 끝났다고 하여 여성성이나 여성의 능력이 끝나는 것은 아니다. 폐경이 된 여성은 지혜가 생긴다. 여성은 지혜로써 남성들(남편, 아들)을 은근히 조정하고 남성사회의 참모 역할을 한다. '세계를 움직이는 것은 남자이고 그 남자를 움직이는 것은 여자' 라는 말이 있다. 폐경 이후의 여성은 삶의 경험에서 우러나오는 품위와 지혜로 남성보다 더 너그럽고 둥글둥글한 인생을 살면서 다음 세대에 문화를 전달한다. 그러므로 월경과 폐경은 여성만이 갖는 능력이요 특권이라 할 수 있다.

그러면 월경과 폐경은 어떻게 일어나는지 살펴보자.

월경은 어떻게 시작되나

여자는 태어나면서부터 난소에 약 100만 개의 난포를 가지고 태어난다. 그러다가 사춘기가 되면 약 30만 개의 난포가 난소에 남게 된다. 사춘기(12~14세)가 되면 뇌의 시상하부에서 성선자극호르몬이 분비되어 뇌하수체에서 난포자극호르몬(FSH)과 황체형성호르몬(LH)을 분비시킨다.

난포자극호르몬은 난소에 있는 수많은 난포들 중 하나를 선택하고 발달시켜 성숙난포를 만든다. 성숙난포에서는 에스트로겐이라는 중요한 여성호르몬이 분비되어 자궁내막을 두껍게 증식시키고 작은 모세혈관과 분비선을 발달·증식시킨다.

28일 월경주기에서 14일 전후가 되면 뇌하수체에서 황체형성호르몬이 분비되어 난포자극호르몬과 함께 성숙난포에서 난

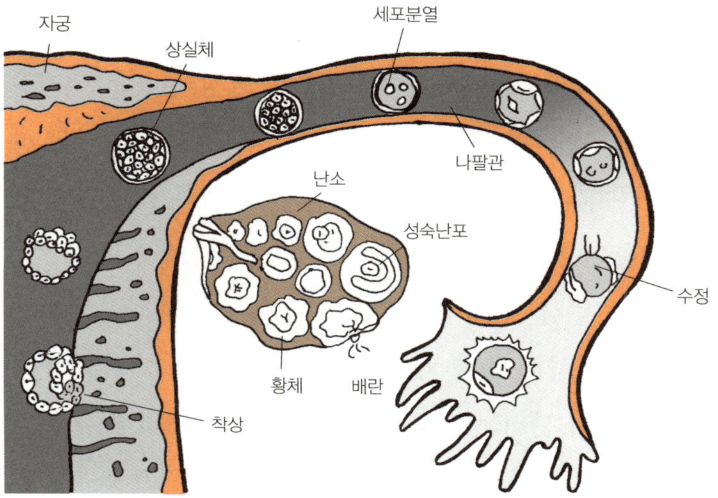

■ 배란에서 착상까지 임신이 되는 과정

자를 밀어내어 배란이 되게 한다. 배란된 난자는 나팔관으로 이동하여 정자를 기다리게 되고, 배란이 된 후의 난포껍질은 노란 액체가 고여 황체가 되는데 이 황체에서 프로게스테론이라는 중요한 호르몬이 분비된다.

프로게스테론은 에스트로겐에 의해 증식된 자궁내막에서 글리코겐과 뮤신이라는 영양물질을 분비하게 한다. 이것은 마치 농부가 씨를 뿌리기 위해 밭을 부드럽게 갈고 퇴비를 주는 것과 같다. 이러한 자궁내막의 변화는 임신이 될 경우 수정난이 잘 착상하여 태아로 자라는 데 필요한 준비단계이다.

그러나 임신이 되지 않으면 에스트로겐과 프로게스테론의

분비는 급격히 감소하고 자궁내막은 영양분과 산소의 부족으로 헐어서 무너져 내리게 되는데 이것이 월경이다. 그러므로 월경혈은 혈액뿐만 아니라 점막, 분비액, 죽은 난자, 탈락된 세포 등 여러 가지 물질이 혼합되어 독특한 냄새와 특성을 가진 분비물로 배출된다.

월경주기는 월경 시작 첫날부터 다음 월경 시작하는 날까지 평균 28일이나 사람에 따라 차이가 있어 25일부터 35일까지 다양하다. 월경 혈의 분비는 평균 5일 정도 계속되는데 월경 시작 2~3일에 양이 많고 점차로 감소한다. 월경 지속기간도 3~7일로 사람에 따라 차이가 있다.

이러한 주기가 여성의 일생을 통하여 30~40년을 반복하는데 이 시기를 가임기(可姙期), 즉 임신을 할 수 있는 시기라고 한다.

여성이 처음 월경을 하는 것을 초경이라고 한다. 초경이 일어난다는 것은 성호르몬이 분비되어 성생활과 임신을 할 수 있으며 여성다운 특성이 나타난다는 것을 의미한다. 성호르몬은 사춘기 전까지는 분비되지 않거나 소량 분비되다가 사춘기 후에는 호르몬의 분비가 많아지면서 우리 몸에 여러 가지 적응 문제가 발생한다. 즉, 하복부통, 요통, 두통, 부종, 메스꺼움, 구토 등 신체적 불편감과 불안, 우울, 무기력, 집중력 저하 등 정신적 · 행동적 변화가 나타난다. 이러한 변화는 월경 1~2일

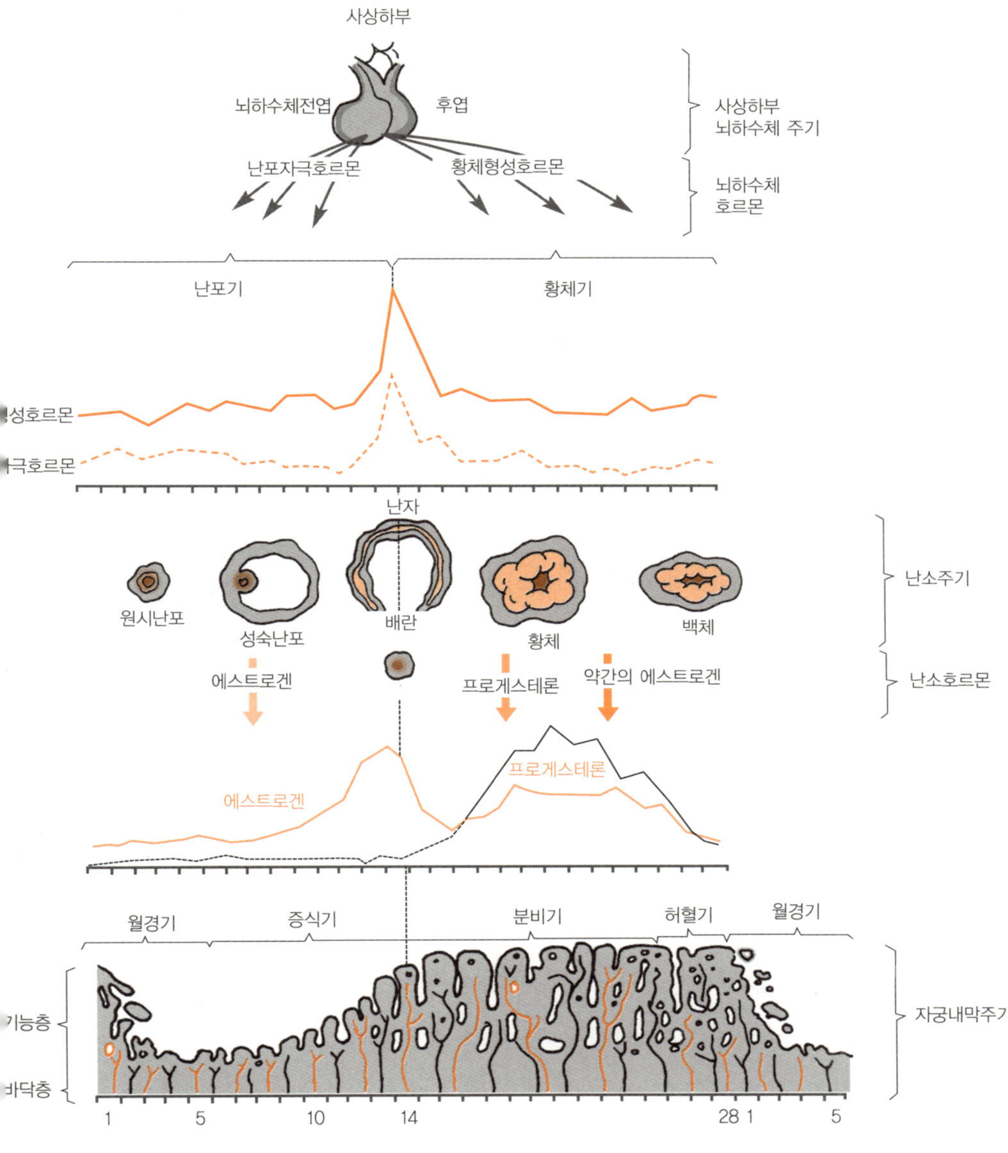
사상하부
뇌하수체전엽
후엽
난포자극호르몬
황체형성호르몬
사상하부
뇌하수체 주기
뇌하수체
호르몬
난포기
황체기
성호르몬
극호르몬
난자
원시난포
성숙난포
배란
황체
백체
난소주기
에스트로겐
프로게스테론
약간의 에스트로겐
난소호르몬
프로게스테론
에스트로겐
월경기
증식기
분비기
허혈기
월경기
기능층
바닥층
자궁내막주기
1
5
10
14
28 1
5

■ 호르몬 작용과 월경 주기

전부터 시작하여 월경 시작 1~2일 후까지 심하다가 점차 사라진다. 이러한 현상을 월경전증후군(PMS)이라고 하는데 이것은 호르몬 분비의 불안정으로 인해 일어나는 것으로 약 1년 후 호르몬 분비가 안정되면 완화된다. 그러나 월경에 따른 불편감은 사람마다 달라 그 정도와 지속 기간이 다양하다. 대체로 결혼과 임신의 과정을 거치면서 호르몬의 분비가 일정하게 안정되면 몸이 호르몬 변화에 적응하므로 불편감은 훨씬 줄어들어 편안하게 된다.

초경 때의 생리적 변화는 폐경 때 호르몬 분비의 불균형과 비슷해서 폐경이 지난 후 호르몬 수준이 일정하게 유지되어 안정기에 들어가면 불편감이 없어지고 편안해지는 것과 같다.

폐경은 어떻게 시작되나

여성이 40세 정도가 되면 난소의 난자는 평균 5천~1만 개로 줄어든다. 이후 난자의 수는 급격히 줄어들고, 난포자극호르몬에 대한 난포의 반응도 약해지며, 에스트로겐의 분비도 줄어들어 자궁내막은 증식시키나 황체형성호르몬을 분비시킬 정도의 양이 못 되어서 배란을 일으키지 못한다.

배란이 일어나지 않으면 프로게스테론이 분비되지 않아 자궁내막은 정상 상태가 되지 못하고, 에스트로겐으로 과도하게 증식된 자궁내막에서 불규칙적인 출혈이 일어난다. 그러다가 가끔 배란이 일어나면 프로게스테론이 분비되어 자궁내막이 한꺼번에 떨어져서 많은 양의 월경출혈이 있게 된다.

이처럼 월경주기가 불규칙하게 되고 월경 양이 많거나 적어지는데, 대체로 처음에는 월경주기가 빨라지고 양이 많아지다가 나중에는 월경주기가 느려지고 양도 줄어든다. 이 시기를 폐경전기라고 하며 폐경이 시작되는 징조가 된다.

난소기능이 떨어져 배란이 되지 않으면 뇌하수체에서 난포를 발달시키기 위해 난포자극호르몬을 계속 분비하여 혈액 중에 난포자극호르몬 수치가 올라가고 에스트로겐의 분비도 증가한다. 그러나 난포자극호르몬의 자극에도 불구하고 난포가 발달하지 않으면 에스트로겐의 분비는 줄어든다.

이와 같이 에스트로겐 수치의 불안정한 파동은 얼굴과 몸에 열이 화끈 나고 붉어지고 땀이 나며 특히 밤에 자다가도 땀이 나서 잠을 깨고, 불면증, 두통과 같은 불편감(증상)을 일으킨다. 월경주기는 처음에는 기간이 짧아지고 월경 양이 많아지다가 점차 기간이 길어지고 양이 줄어들면서 월경이 없어진다. 1년이 지나도 월경이 다시 일어나지 않으면 폐경되었다고 한다.

난소에서는 계속 에스트로겐을 만들려고 노력하지만 뇌하수체에서 황체형성호르몬이 분비될 만큼의 에스트로겐 양에는 미치지 못한다. 뇌하수체에서는 계속 난포자극호르몬을 내보

내므로 이때 혈액검사를 하면 난포자극호르몬의 수치가 높게 나타나는 것을 볼 수 있다.

이 시기를 폐경후기라고 하며 이 모든 시기를 통칭하여 폐경주변기, 폐경기 또는 갱년기라고도 한다.

젊은 나이의 폐경: 있을 수 있는 일인가

폐경은 보통 45세부터 징조가 나타나 50세경에 끝나게 되는데 사람에 따라서는 35세에 벌써 징조가 나타나 40세 이전에 폐경이 되는 사람도 있고, 어떤 사람은 50대 후반에도 정상적인 월경을 하여 60세 이후에 폐경이 되는 경우도 있다. 우리나라 여성의 평균 폐경연령은 자연폐경인 경우 51세로 알려져 있다. 그러나 최근에는 호르몬을 복용하는 여성이 있어 정확한 폐경연령을 알기가 어렵다.

조기폐경은 40세 이전에 폐경되는 경우를 말한다. 자연적인 조기폐경도 있지만 대부분 수술이나 방사선 치료 등으로 난소가 파괴되어 폐경이 일어난다. 자궁만 수술한 경우에는 난소에서 에스트로겐, 프로게스테론과 안드로겐이 정상적으로 분비되므로 임신과 월경만 하지 못할 뿐 안면홍조와 같은 폐경으로 인한 불편감은 나타나지 않는다. 그러나 이 경우에도 자연적인 폐경보다는 2~3년 앞당겨질 수 있다. 만약 난소를 수술했을 경우에는 배란과 호르몬 분비가 안 되므로 갑작스러운 호르몬 감소에 의한 부적응으로 폐경증상이 심하게 나타날 수 있다. 이 때는 자연적인 폐경에서 나타나는 불편감보다 증상이 훨씬 심하고 골다공증, 심장질환 등 에스트로겐 부족에 의한 증상이 심하게 나타나므로 전문의를 찾아가 치료를 받는 것이 좋다.

우리 몸은 보상기전이 있어서 자연적 폐경인 경우는 비록 난소에서 에스트로겐과 프로게스테론이 나오지 않는다 할지라도 부신과 난소에서 안드로겐이 분비되어 이것이 지방조직에서 에스트로겐으로 전환된다. 따라서 갑작스러운 호르몬 감소에 따른 부작용을 어느 정도 완충해 주므로 폐경에 따른 변화에 적응할 수 있다. 이렇게 자연적 폐경은 서서히 일어나며 그것을 보상할 만한 기전이 있으므로 몸이 변화에 적응하고 조화를 이룰 수 있는 기회를 준다.

그러나 수술이나 방사선 치료 등으로 인한 갑작스러운 폐경은 완충작용을 할 수 있는 호르몬이나 적응에 필요한 시간적 여유가 없으므로 자연폐경보다 증상이 심하게 나타날 수 있다. 그러므로 최근에는 폐경 전인 여성이 수술을 받을 경우 가급적 두 난소 중 하나는 남겨두어 갑작스러운 호르몬 저하에서 오는 폐경증상을 예방하려고 한다. 암과 같은 치명적 문제가 없어도 예방 목적으로 자궁-난관-난소를 포함한 광범위자궁적출술을 권하는 의사가 있으면 다른 의사의 의견을 한 번 더 들어보는 것이 좋다. 자기 몸은 자기스스로 지켜야 한다.

필자의 친척 중에 한 분은 늦은 나이에 딸 둘을 낳고 아들을 낳기 위해 갖은 노력을 다하였다. 좋다는 약은 다 먹어보고 자궁에 좋다는 것은 무엇이나 다 해 보았다. 그러나 임신은 되지 않고 나이는 중년으로 넘어가는데 월경이 불규칙하여 병원을 찾아갔다. 그때 의사는 "자궁이 자꾸 말썽을 부리면 떼어버리세요. 폐경 지난 후의 자궁은 여름에 난로를 놔 둔 것과 같습니다."라고 말했다고 한다. 이 말을 들은 그분은 그날 밤 눈이 붓도록 울었다고 했다. "내가 아들 낳으려고 자궁에 그렇게 공을 들였건만 이제 아들도 못 낳고 떼어버리라니……. 이런 억울할 데가 어디 있나." 이 사려 깊지 못한 의사가 아무렇게나

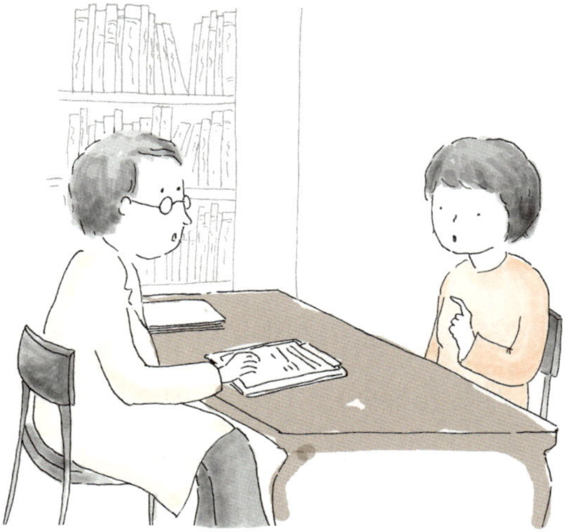

자궁이 자꾸 말썽을 부리면 떼어버리세요.
폐경 지난 후의 자궁은 여름에 난로를 놔 둔 것과 같습니다.

내뱉은 말은 한 여성을 죽인 것이나 다름없다. 자기 것이 아니라고 어떻게 그렇게 함부로 얘기할 수 있단 말인가! 여성의 감정과 입장을 무시한 남성중심의 폭력적 판단이고 말이다.

폐경 후의 자궁은 결코 여름날의 거추장스러운 난로가 아니다. 자궁과 난소는 곧 여성 자신이다. 여성은 자신의 정체감을 자궁과 난소에서 찾기 때문이다. 자궁이나 난소가 없으면 여자구실을 못하고, 그래서 자신은 여자가 아니라고 생각한다. 비록 눈에 보이지 않는다 해도 자궁이 없으면 불구자라 생각하고 자신의 신체상에 장애가 있다고 생각한다. 자신이 여자구실을 못하고 장애자이기 때문에 남편이 다른 여자와 바람을 피우고 관계를 맺어도 자기 탓이려니 생각하고 묵인한다. 오히려 남편에게 다른 여자를 통해 욕구충족을 하라고 하는 여성도 있다. 잘못된 정보가 얼마나 큰 비극을 만드는가!!!

자연적 조기폐경은 호르몬 분비의 불균형으로 발생할 수 있다. 조기폐경이 일어나는 원인은 뇌하수체에서 난포자극호르몬과 황체형성호르몬이 충분히 분비됨에도 불구하고 난소가 반응하지 않아 배란이 일어나지 않고, 에스트로겐 호르몬이 부족하고 기능을 하지 않기 때문이다. 또한 드물기는 하지만 유전적으로 난소의 활동기간이 짧아 조기폐경이 될 수도 있다. 조기폐경의 또 다른 원인은 여성의 몸 안에서 난소나 갑상선에서 항체가 발달하여 난포발육을 차단하는 경우다. 조기폐경인 여성은 혈액검사를 통해 이러한 항체가 있는지 확인해 볼 필요가 있다. 이 경우에는 특별한 치료법은 없으나 호르몬 대체요법이 어느 정도 도움이 된다.

조기폐경은 생활습관으로도 올 수 있다. 폐경시기를 앞당기는 요인으로는 흡연이 있다. 흡연은 난소를 손상시키기 때문에 흡연 여성은 비흡연 여성보다 2년은 더 빨리 폐경이 된다. 가족력도 영향이 있는데 어머니나 여자형제, 이모, 외할머니 등 어머니쪽 가족의 폐경연령이 빠른 경우는 본인도 폐경이 빨리 일어날 가능성이 있다. 그 외에 출산을 한 번도 하지 않은 경우, 체중이 적게 나가거나 어렸을 때 방사선 치료나 항암요법을 받은 경우에도 폐경연령이 앞당겨질 수 있다.

조기폐경 여성들은 많은 어려움을 겪게 되는데, 이들은 임신을 원해도 임신할 수 없으며 조기에 폐경증상이 나타난다. 즉, 안면홍조, 성욕구의 저하, 골다공증으로 인한 잦은 골절 등이 올 수 있다. 이 경우는 에스트로겐, 프로게스틴(프로게스테론의 일종), 테스토스테론 등 호르몬 대체요법을 받는 것이 도움이 된다. 호르몬 요법은 성욕을 증진시키고 성적 만족을 도우며 질 건조, 안면홍조를 완화할 수 있다. 만일 호르몬 요법에 대한 부작용이나 부적응증이 있는 경우에는 식이요법으로 콩, 요거트 등 저단백, 저지방, 고칼슘 음식을 먹고 규칙적인 운동을 하는 자연적인 대체요법이 도움이 된다. 정기적인 신체검사를 통해 혈중 콜레스테롤과 골밀도검진을 하여 골다공증과 심장질환 예방을 위한 노력이 필요하다.

얼굴 화끈거림과 땀: 그 당황스러움

"4~5년 전부터 얼굴, 가슴 등이 화끈거리면서 더워서 웃옷을 벗어야 해요. 올해부터는 발목 아랫부분이 화끈거리고, 얼굴이 달아오르면 온몸에 땀이 나서 실크 블라우스를 못 입습니다. 여름에는 땀이 온몸에 물 흐르듯 해요. 질 분비물도 줄어들고 외음부가 건조해서 걸을 때 따끔거리며 당기듯 아플 때도 있어요."

김혜경(48세)

"학술세미나에서 발표하는데 얼굴이 후끈 달아오르고 땀이 나서 너무 당황스러웠어요. 자신감 있게 발표해야 하는데 얼굴이 벌게지고 땀이 나서 내가 자신이 없어 힘들게 발표하는 것으로 보일까 봐 너무 속상했어요. 발표준비를 충분히 해서 자신이 있는데 내가 땀을 흘리는 모습을 보고 청중들이 어떻게 생각할지 걱정스러웠어요. 게다가 강단의 조명 때문에 더 괴로웠어요."

조경환(55세)

얼굴 화끈거림(안면홍조)과 땀은 폐경이 시작되면서 나타나 4~5년간 지속되는데 폐경 후 2년 정도가 가장 심하다가 서서히 없어진다. 그러나 드물게는 10년 이상까지 지속하여 괴롭히기도 한다. 이러한 불편감은 전체 폐경기 여성의 80% 정도가 경험하는데, 그 정도와 기간은 사람에 따라 다르다. 대체로 활동적이고 일을 많이 하는 여성은 그렇지 않는 여성보다 안면홍조가 덜하며, 직업여성들은 폐경증상을 모르고 넘어가는 경우도 있다. 이들은 "먹고살기 바빠서 폐경이 오는지 가는지도 몰랐어요."라고 한다. 미국의 전국여성건강연구(The Study of Women's Health Across the Nation: SWAN)에 의하면 인종적으로는 흑인과 라틴계 여성이 얼굴 화끈거림이 더 심하고 중국과 일본 여성이 덜하다고 한다. 한국은 연구대상에 포함되지 않았지만 중국이나 일본과 비슷하리라고 추측된다. 이것은 폐경에 대한 인식 및 식생활과 관련이 있는데 한국, 중국, 일본은 두부, 된장과 같은 콩 식품을 많이 먹으므로 콩에 포함된 식물성 에스트로겐(isoflavone)이 얼굴 화끈거림을 완화한다고 보고 있다.

얼굴 화끈거림은 왜 생기나

폐경기에 나타나는 불편감들이 폐경으로 인한 것인지 노화로 인한 것인지 확실하지 않은 것들이 있지만, 얼굴 화끈거림과 질 건조는 불규칙한 월경과 함께 폐경의 특징적 변화라고 여러 연구에서 밝혀졌다. 이것은 불규칙한 에스트로겐의 변동과 신체의 다른 호르몬 혹은 다른 물질과 상호작용에 의해 더욱 촉진되는 것으로 알려져 있다.

우리 몸은 일정한 체온을 유지하는데 피부온도는 외부의 기온이나 여러 변화에 따라 달라지나 내부중심온도는 적정체온대를 유지하려고 한다. 만일 중심온도가 적정 체온대를 벗어나 높아지면 피부 바깥쪽의 모세혈관을 확장하여 피부가 붉어지고 열을 방출한다. 이때 땀이 분비되어 열 방출을 돕는다. 반대로 체온이 내려가면 소름이 돋아 열의 방출을 막는다.

적정체온대는 사람에 따라 달라서 그 범위가 넓은 사람은 화끈거림이 덜하고 범위가 좁은 사람은 화끈거림의 정도가 더 심하다. 에스트로겐은 적정체온대를 넓혀주는 역할을 하는데 폐경기에는 에스트로겐 수치가 떨어지므로 적정체온대의 범위가 좁아져서 화끈거림을 더 많이 느낀다고 볼 수 있다.

이와 같이 안면홍조와 얼굴 화끈거림은 사람에 따라 차이가 있다. 여성이 스스로 잘 이겨나가지 못하거나 너무 심한 경우(예를 들어 조기폐경인 경우)는 호르몬 치료를 받는 것이 도움이 된다. 그러나 자연폐경인 경우는 호르몬 치료를 받지 않더라도 안면홍조를 촉진하는 요인들을 피하면 훨씬 편안하게 지낼 수 있다. 안면홍조와 얼굴 화끈거림을 촉진하는 요소들은

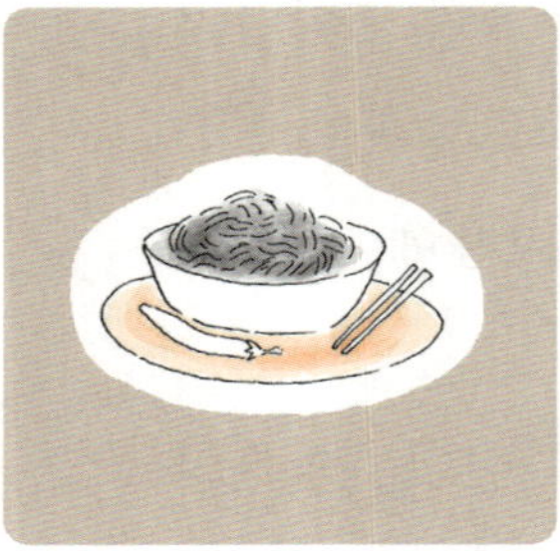

뜨겁고 자극적인 음식

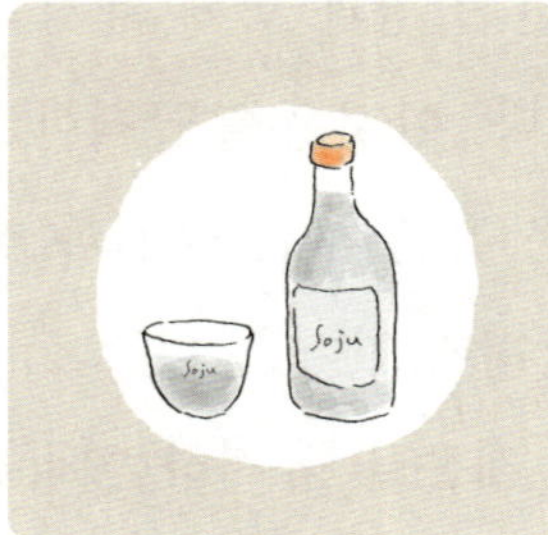

술

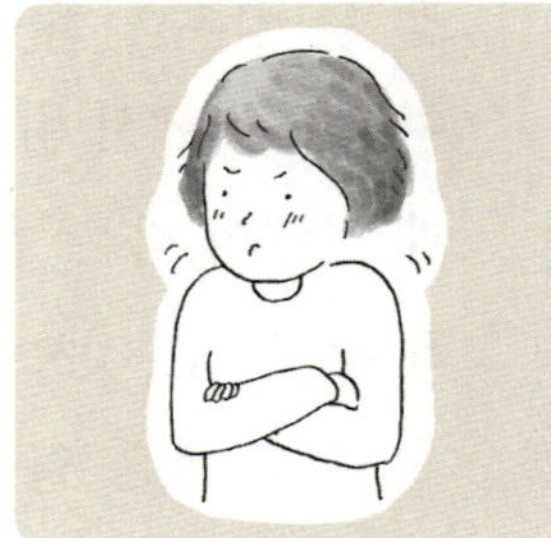

홍분

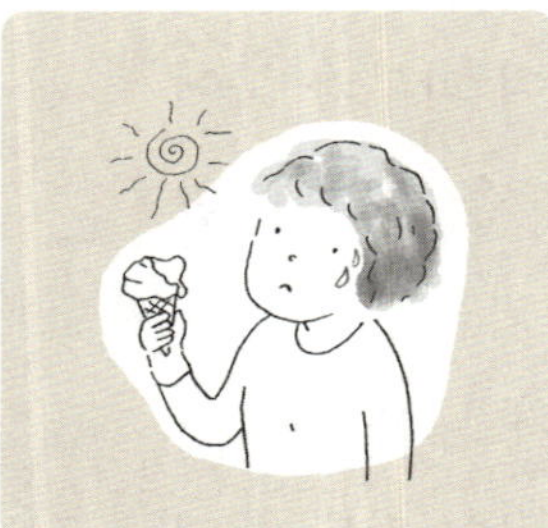

더운 날씨

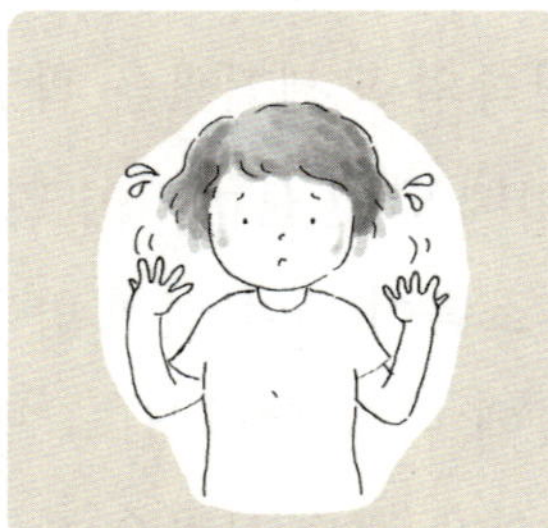

높은 실내온도

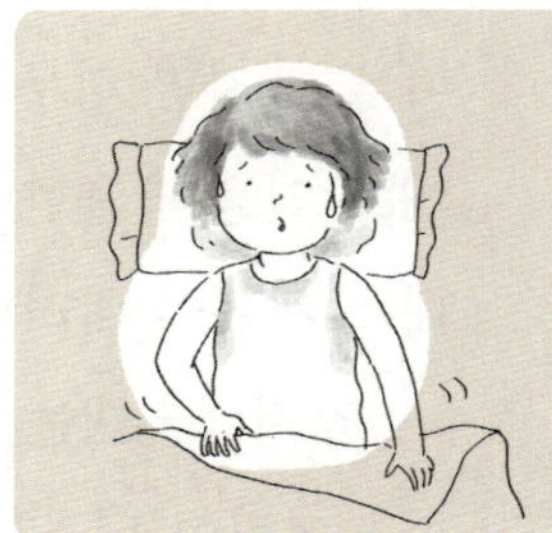

두꺼운 이불

■ 안면홍조와 얼굴 화끈거림을 악화하는 것들

더운 날씨, 더운 방, 더운 이불 등 더운 환경과, 술이나 맵고 뜨거운 자극적인 음식, 그리고 홍분, 화, 긴장과 같은 스트레스 상황이다.

안면홍조와 얼굴 화끈거림을 예방하고 완화하기 위해서는 가급적 더운 환경을 피하고 스스로 시원할 수 있는 방법을 찾아야 한다. 더운 환경에서는 쉽게 벗을 수 있는 옷을 입어서 더우면 겉옷을 벗도록 한다. 작은 부채를 갖고 다니는 것도 도움이 된다. 중요한 모임이 있을 때는 되도록 조명이나 전열기에서 떨어진 자리에 앉고, 긴장하여 얼굴이 붉어지고 땀이 날 때는 복부로 심호흡을 해서 긴장감을 풀고, 필요하면 잠깐 화장실에 가서 땀을 식히고 찬물에 손을 담그면 훨씬 편안해진다.

더운 방과 무거운 이불을 피하고 약간 낮은 실내온도를 유지하는 것이 좋다. 그런데 이 때문에 가족 간에 문제가 생길 수도 있다. 다른 사람은 덥지 않은데 자신만 덥다고 문을 열어놓거나 보일러를 줄일 수는 없기 때문이다. 이럴 때는 가족의 협조가 절대적으로 필요하지만 가능하면 방 하나 정도는 불을 때지 않아서 그 방에서 지내는 것도 한 방법이다. 가끔 자다가 갑자기 열이 나고 땀이 나서 잠을 설치는 경우가 있다. 이때는 일어나서 젖은 잠옷을 갈아입어 땀을 식히고 따뜻한 우유를 마시고 자면 숙면을 취할 수 있다. 우유는 수면을 유도하는 역할을 한다.

많은 중년여성들이 동창모임이나 계모임 등을 하는데 이들을 자세히 관찰해 보면 재미있는 현상이 있다. 이 여성들은 시간에 늦지 않으려고 급히 달려와서 반가운 친구들을 만나 감정이 고조되고, 그 후에는 뜨겁거나 매운 음식을 시켜 먹고는 "나는 왜 이렇게 땀이 나고 얼굴이 화끈거리는지 몰라…….”라고 한다. 그러면 모두 다 “나도 그래, 나도.”하면서 동조를 한다. 같은 불편을 느끼는 동료가 있어 다소 안심이 되기는 하지만 불편한 것은 어쩔 수 없고 땀 냄새가 옆의 사람을 불쾌하게 할 수 있다. 그러므로 너무 서두르지 말고 항상 여유를 가지며, 음식은 비교적 자극적이지 않고 너무 뜨겁지 않는 것을 먹어 안면홍조와 얼굴 화끈거림을 촉진하는 요소를 피하면 될 것이다. 술이나 담배 그리고 커피와 같은 자극적인 기호식품은 안면홍조와 얼굴 화끈거림을 가중시킨다. 그러므로 술은 사교적인 양(소주 1잔, 포도주 1잔, 맥주 1컵)을 넘지 말아야 하며, 이것도 얼굴 화끈거림이 염려될 때는 피하는 것이 좋겠다.

폐경기에는 호르몬 불안정과 더불어 다양한 생활사건이 여성을 흥분시키거나 화나게 한다. 의도하지 않는데도 자꾸만 긴장이 되고 조바심이 날 때가 있는데, 이러한 정서적 변화도 얼굴 화끈거림과 땀이 나는 것을 촉진할 수 있다. 그러므로 가능하면 모든 일을 긍정적으로 생각하고 흥분되고 화가 날 때는 배로 숨을 쉬는 복식호흡을 하고 한 박자 늦춰서 생각하면 흥분을 가라앉힐 수 있다. 기분 좋은 일을 생각하거나 요가나 스트레칭 같은 운동, 속으로 노래를 부르거나 시나 성경구절을 암송하는 내부 집중 방법이나, 어느 한곳으로 시선을 집중하여 바라보는 외부 집중 방법으로 이완하는 것이 도움이 된다.

친구들과 모여 폐경기 변화에 대해 각자가 느끼고 경험하는 것을 얘기하고 완화방법을 서로 나누는 것도 좋은 방법이다. 여성들의 수다는 단순한 수다가 아니다. 남편, 시어머니에 대한 불만과 울화를 터뜨리고 실컷 욕을 하고 나면 카타르시스로 시원함을 느낀다. 이것은 약보다도 좋은 심리요법이다. 비싼 약이나 증명되지 않은 민간요법, 친구가 좋다고 해서 그대로 따라 하는 호르몬 요법 등은 신중을 기해야 한다. 비록 다소 효과가 있다 하더라도 너무 비싼 약물이나 식품은 가격에 비해 효과는 미미하고 대부분 위약효과(약을 먹었으니까 좋아졌다고 느끼는 심리적인 효과)인 경우가 더 많다. 이러한 방법들은 사람에 따라 사용방법이나 효과에 차이가 있을 수 있으므로 스스로 진단하여 약을 복용한다든지 친구가 하니까 따라서 하는 것은 절대 금물이다. 그 친구와 나의 건강상태가 다를 수 있고 불편감 정도도 다를 수 있기 때문이다. 특히 호르몬 치료가 그렇다. 호르몬제제의 크림이나 붙이는 패치를 혼자 사서 사용하는 것은 부작용을 일으킬 수 있으므로 호르몬 치료는 반드시 의사의 처방에 따라야 한다. 먼저 여성건강전문간호사와 상담을 해 보고 콩식품과 같은 음식물을 통한 천연 호르몬제제를 먹는 것이 부작용 없이 효과를 볼 수 있다.

불규칙한 월경: 병인가 아닌가

많은 여성들이 폐경이 되기 전에 땀이 나고 얼굴이 화끈거리고, 신경이 예민해지고, 월경이 불규칙해지는 등의 변화가 있지만 폐경은 먼 훗날의 일, 남의 일이라고 생각하며 자신에게 오리라고는 생각하지 않는다. 이것은 여성에게 월경이 갖는 의미가 크다는 것을 의미하며, 폐경은 맞이하고 싶지 않은 일이므로 월경이 완전히 멈추어야만 확실한 폐경이라고 생각하기 때문이다.

어떤 여성들은 월경이 불규칙하면 으레히 폐경이라고 생각하고 대수롭지 않게 여겨 실제로 건강상의 문제가 있는데도 그냥 지나쳤다가 후에 큰 병으로 진행되는 경우가 있다. 그러므로 불규칙한 월경이 폐경의 신호인지 다른 건강문제에 의한 것인지를 정확히 알 필요가 있다.

의학적으로 폐경의 정의는 1년 이상 월경이 없는 상태가 지속된 것을 말한다. 그러면 폐경을 알리는 정상적인 월경 양상은 어떠한지 알아보자.

여성이 40대 중반이 되면 배란이 불규칙해지고 호르몬 분비에도 변화가 생긴다. 초기에는 월경주기가 짧아져서 28일형이던 여성은 21~25일 정도로 짧아진다. 월경의 양은 그전보다 적어지기도 하고 많아지기도 한다. 배란이 일어나지 않으면 월경은 찔끔찔끔 오랫동안 나오는 데 이것은 증식된 자궁내막이 불규칙하게 떨어져 나오기 때문이다. 후에 배란이 되면 프로게스테론 호르몬이 분비되어 증식된 자궁내막이 한꺼번에 떨어져 많은 양의 월경이 나오게 된다. 평균 50세 전후가 되면 월경 양은 줄어들고 주기도 길어져서 결국에는 끊어지게 된다. 이것이 정상적인 폐경기의 월경 양상이다.

그러나 사람마다 이러한 양상은 조금씩 차이가 있어 어떤 여성은 정신적 충격이 있은 후 갑자기 끊어지기도 하고, 몇 달간 찔끔찔금 출혈이 있기도 한다. 이 기간은 예측할 수 없다. 약 10%의 여성들은 실제로 월경 양과 주기의 변화가 거의 없이 폐경이 되기도 한다.

한 예로, 이금재(52세) 씨는 6개월간 월경이 없어 폐경이라고 생각하고 친구들과 해외여행을 가서 풀장에서 수영을 하려고 수영복을 입다가 월경이 시작되는 것을 보고 너무 속상했다고 한다. 월경은 여성의 상징이기도 하지만 여성의 자유를 구속하는 것이 되기도 한다.

비록 폐경기의 변화에 따른 출혈이라 할지라도 다량의 출혈이 반복될 때는 병원에 가 보아야 한다. 다량의 출혈은 빈혈과 피로감을 발생시키고 두통, 하복부통으로 고통을 줄 수도 있다. 때로는 혹시 무슨 큰 병이나 암이 아닐까 하고 걱정스러워지기도 한다. 실제로 자궁내 종양, 자궁내막 폴립(작은 혹), 자궁내막증식증, 난소의 종양과 같은 병변으로 출혈이 나타날 수 있다.

그러면 좀 더 구체적으로 어떤 경우에 비정상적으로 불규칙하고 과다한 출혈이 나타나는지 알아보도록 하자.

호르몬 불균형으로 인한 과다출혈

호르몬 불균형은 에스트로겐이 많이 분비되고 프로게스테론이 적게 분비되어 나타난다. 폐경에 따른 자연적인 과정일 수도 있으나 다른 문제가 있을 수 있다. 과다출혈의 가장 흔한 원인은 과도한 스트레스다. 과다출혈로 병원에 가면 자궁내막증식증이나 암의 여부를 확인하기 위해 소파수술을 시행하는 경우가 있다. 이것은 과도하게 증식된 자궁내막을 긁어내어 조직검사를 한 후 암 여부를 확인하기 위함이다. 암이 아니면 점차 회복되고 과다출혈도 완화된다. 그러나 때로는 자궁내막이 다시 증식되어 출혈이 재발될 수도 있다.

이 문제를 해결하기 위해서는 첫째, 가급적 스트레스를 받는 일이나 생각을 줄이고 버리는 것이 좋다. 스트레스와 생식기관은 직접적 관계가 있어서 월경이 일어나지 않게도 하고 반대로 장기간의 많은 출혈을 일으키게도 한다. 문제는 이 시기의 여성이 가족이나 여러 생활사건으로 화가 나고 스트레스 받을 일이 많다는 데 있다. 그럴 때는 운동, 요가, 명상, 기도 등 자신에게 맞는 방법으로 스스로 스트레스를 푸는 노력이 필요하다. 그리고 긍정적 사고와 낙천적 생각을 갖고, 문제를 해결하기보다 문제라고 생각하지 않는 것이 더 바람직하다. 한 걸음 뒤로 물러서서 다른 측면으로 바라보면 문제가 되지 않을 수도 있기 때문이다. 문제가 해결되는 게 아니라 문제가 없어지는 것이다.

둘째, 담배를 피우는 여성은 제일 먼저 담배를 끊도록 한다. 담배의 니코틴과 일산화탄소는 난소를 손상시켜 조기에 배란을 중단시킨다. 그래서 조기폐경이 될 수 있다. 또한 담배는 부신(adrenal glands)과 중추신경에 영향을 미쳐 피로, 긴장, 심계항진(심장박동이 빨라지는 것)이 나타날 수 있는데 이 모든 요인이 불규칙한 출혈을 일으킬 수 있다. 여성에게 담배는 백해무익하다. 특히 20~30대 미혼여성이 담배를 피울 경우 배란이 되지 않아 불임이 될 수도 있다. 담배피우는 사람의 연기를 맞는 간접흡연도 마찬가지다.

셋째, 술은 불규칙한 출혈의 소인이 될 수 있다. 요즘은 술을 마시는 여성이 늘고 주량도 점점 증가하고 있다. 미혼여성이 술을 마시면 난소를 손상시켜 배란과 호르몬 분비가 감소하여 불규칙한 출혈과 불임이 될 수 있고, 임신부가 술을 마시면 태아가 알코올에 중독되어 알코올증후군을 가진 신생아가 출생하게 된다.

최근에 여성의 사회활동이 증가하여 결혼연령이 늦어지고 술과 담배를 접할 기회가 많은데 이것은 저출산과 직접적인 관계가 있다. 늦은 결혼과 술, 담배는 임신을 방해하고 임신이 되어도 미숙아나 기형아를 출산할 가능성이 매우 높다.

난소는 말이 없다. 아파도 아프다는 소리를 안 하기 때문에 젊은 여성은 자신이 난소를 얼마나 괴롭히는지 모른다. 그러다 정작 결혼을 하고 임신을 원할 때 난소는 만신창이가 되어 제 기능을 할 수가 없다. 그때야 비로소 난소 귀한 줄 알지만 때는 늦었다. 난소의 기능을 되살리기 위해서는 많은 대가를 치러야 한다.

넷째, 커피의 섭취를 줄이는 것이다. 커피는 적당량 마시면 피로를 회복하고 두뇌활동을 활발하게 하여 사고력을 증가시키는 장점이 있으나, 많이 마시면 심박동이 빨라지고 위를 자극하여 위산 분비를 증가시켜 위궤양을 발생시킬 수 있다. 카페인이 여성의 생식작용에 어떤 영향을 미치는가에 대한 연구는 많지 않지만 임신부가 다량의 카페인을 섭취했을 경우 기형아를 출산한다는 연구결과가 있다. 중년여성이 과량의 카페인을 섭취하면 고혈압과 긴장감으로 피로를 느끼고 호르몬 분비에 장애를 가져와 월경 양을 증가시키거나 월경을 중단시킬 수도 있다.

많은 여성들이 술, 담배, 커피를 함께 즐기므로 그에 따른 피해는 과중된다. 이러한 섭생을 피한다면 호르몬 불균형에 의한 출혈은 어느 정도 완화될 수 있다.

자궁근종에 의한 출혈

우리나라 중년여성에게 가장 많이 발생하는 종양이 자궁근종이다. 근종의 발생원인은 알려져 있지 않으나 난소의 에스트로겐 호르몬의 자극으로 종양이 커진다. 종양의 크기는 다양하고 하나 혹은 두 개 이상 발생할 수도 있다. 근종이 작을 때는 특별한 증상이 없어서 자신도 모르게 발생했다가 저절로 없어지기도 한다. 특히 폐경기 후에는 에스트로겐의 분비가 적으므로 근종도 위축되어 저절로 없어지거나 별 문제를 일으키지 않는다.

근종이 계속 자라서 하복부에 누르는 듯한 느낌이나 통증이 있다든가, 염증이나 이차적인 변성이 있으면 수술을 해야 한다. 요즘은 복강경이나 레이저로 간단히 수술하므로 입원기간도 길지 않고 약 4주 후면 수술 전의 건강을 회복할 수 있다. 암이 아닌 이상 근종만 제거하고 자궁은 그대로 둔다. 예방 목적으로 자궁을 제거할 필요가 없기 때문이다.

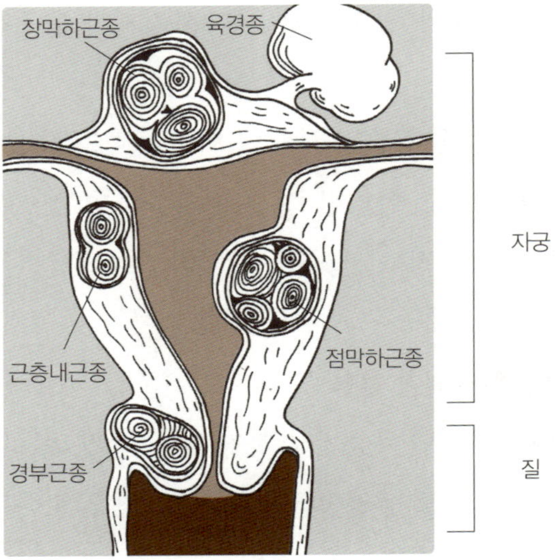

■ 자궁근종

폐경이 지나고 임신을 더 이상 하지 않는다 하더라도 자궁은 여성의 상징이고 여성 정체성과 관련이 있으므로 중요한 장기라고 할 수 있다. 자궁을 적출해야 한다면 의사로부터 그 이유를 설명 듣고 건강상 꼭 필요한 경우에만 수술을 허락해야 할 것이다. 남편을 통해 간접적으로 듣지 말고 여성 자신이 직접 의사로부터 자궁적출의 이유를 설명 듣고 궁금한 점을 확인한 후 자신이 스스로 수술여부를 결정해야 한다.

의사들 중에는 여성에게 수술이나 중요한 치료를 결정할 경우 남편이나 아들 같은 남자 보호자를 불러서 설명하고 수술

여부를 결정하는 경우가 많다. 이럴 때 여성은 어디를 왜 수술하는지도 모르고, 수술 후 어떤 변화가 오는지도 모르는 채 수술 승낙서에 사인을 하게 된다. 이러한 절차는 남성인 의사와 남성인 보호자(남편이나 아들)가 여성의 지식과 판단능력을 과소평가하여 여성에게 충격을 주지 않겠다고 하는 과잉사랑의 결과인데, 이는 전혀 고맙지 않은 배려다. 여성은 충분한 정보를 갖게 되면 스스로 자신의 문제를 판단하고 결정할 수 있는 능력이 있다.

자궁적출술을 받은 여성들 중에는 자궁이 없기 때문에 자신은 더 이상 여성이 아니라고 생각하고 정체감의 혼란을 가져오는 경우가 있다. 성생활을 못하기 때문에 더 이상 아내역할을 못한다고 생각하고 우울증을 나타내기도 한다. 그러나 성교는 자궁이 아닌 질을 통해서 이루어진다. 난소가 있는 한 호르몬은 계속 분비되므로 성교는 얼마든지 가능하다. 그러므로 자궁적출술 후 성생활을 못한다거나 힘이 없어진다거나 하는 불필요한 불안이나 공포, 선입견적인 생각은 할 필요가 없다.

자궁이 없어도 난소에서는 계속해서 에스트로겐이 분비되고 부신에서 안드로겐이 분비되므로 오히려 성욕이 강해진다. 만일 난소까지 적출하는 광범위자궁적출술을 받았을 때에는 에스트로겐의 부족으로 질 분비물의 분비가 줄어들고 질이 건조해질 수 있다. 이때는 질윤활제를 사용하면 도움이 된다. 무엇보다 중요한 것은 남편의 관심과 격려, 다정한 애무가 가장 좋은 치료법이다. 성행위는 성교만이 아니다. 여러 가지 방법으로 부부가 서로 성적 만족을 느낀다면 모든 행위가 성행위가 될 수 있다. 수술 전과 비교해서 성 만족감에 변화가 없다는 남편의 반응, 남편의 칭찬은 자궁적출술 후 여성의 성생활을 원활히 하는 데 큰 도움이 된다.

자궁내막증식증이나 자궁내막암에 의한 출혈

폐경 전에 불규칙하거나 지속적인 많은 양의 출혈이 6개월 이상 지속되면 자궁내막증식증이나 암을 의심할 수 있다. 이 경우에 의사는 자궁 소파수술로 조직검사를 하여 암인지 아닌지를 확인한다. 대개는 암이 아니고 자궁내막이 과도하게 증식되었거나 폴립이 생겼을 수 있다.

자궁내막암의 가장 큰 위험요인은 자궁내막에 대한 에스트로겐의 장기적인 자극과 관계가 있다. 그러므로 폐경 전후 에스트로겐 호르몬 치료를 받는 여성은 자궁내막암에 대한 조기발견을 위해 세심한 관찰과 조기검진을 받아야 한다.

자궁경관암에 의한 출혈

자궁경관암의 경우 출혈이 나타나면 이미 암이 많이 진행된 상태다. 여성은 월경 외에 어떤 출혈도 있어서는 안 된다. 소량이라도 출혈이 있으면 꼭 암검사를 받아야 한다. 특히 성교 후에 출혈이 있으면 즉시 전문의의 진찰을 받아보기 바란다.

융모성 종양에 의한 출혈

융모성 종양은 임신과 관련이 있다. 폐경기간 중에도 가끔 배란이 될 수 있으므로 임신이 가능하다. 간혹 임신된 수정란이 정상적인 발달을 하지 않고 포도모양의 기태(포상기태, 葡狀奇態, hydatidiform mole)가 발생하여 출혈이 나타날 수 있다. 이때는 소파수술을 받아 자궁 내용물을 모두 배출해야 한다.

불안, 초조, 우울: 왜 이 시기에

"올해 초 어느 날 갑자기 과거를 돌아보면서 가난 속에서 고생만 시킨 남편이 미워지고 보기가 싫어졌어요. 위로하는 남편이 위선자처럼 보이고 지금까지 내가 살아온 날이 허무하고 슬퍼서 한없이 울었답니다. 내 자신이 너무 초라해 보였어요. 지금까지 무얼 하고 살았는지 왜 남들처럼 잘 살아보지 못했는지 후회스럽고 자꾸만 슬퍼지고 눈물이 나고 마음이 약해졌어요."

김성녀(50세)

"아이들도 예전같이 말을 듣지 않고 자기 방에만 있고 말대꾸만 하는 것이 너무 속상했어요. 나를 무시하는 것 같고 남편이나 자식들로부터 따돌림을 받는 것 같아 허무하고 나만 외톨이가 된 기분이었어요."

이숙희(47세)

역사적으로 오래 전부터 남성들은 여성의 불안, 초조, 우울, 흥분과 같은 정서적인 반응을 월경과 연관시켜 왔다. 엄마가 남편이나 아이들에게 잔소리를 하면 남편은 "아~ 오늘이 그날이군. 얘들아, 너희 엄마에게 말대꾸하지 마라. 잘못하면

폭발한다."라고 하며 대수롭지 않은 듯 무시한다. 아이들도 그것은 우리의 잘못이 아니라 엄마의 문제라고 생각하며 관심을 갖지 않는다. 그날이 지나면 괜찮아질 것이라고 생각하는 것이다. 이러한 선입견은 여성의 기분을 무시하고 여성의 의견을 들을 만한 가치가 없는 것으로 인정하는 근거를 제공하였다.

여성이 흥분하면 '신경질을 낸다' 혹은 '히스테리를 부린다' 라고 하는데 히스테리(hysteria)라는 말의 어원은 자궁(hystero)에서 나왔다. 즉, 여성은 자궁이 있어서 그것의 생리적 변화에 따라 한 달에 한 번씩 히스테리를 부린다는 것이다. 이것은 생의학적 이론에 근거하여 월경기에 혈액 내 에스트로겐 수준이 가장 낮아 우울증이 나타나고 불안, 초조의 반응으로 히스테리를 부린다는 것이다. 그 근거로 월경기의 우울과 산후 우울을 들고 있다. 이 시기의 공통적인 현상은 에스트로겐의 분비가 가장 낮다는 데서 이론적인 근거를 찾는다.

이 이론에 따르면 폐경기 여성의 불안, 초조, 우울, 흥분, 두통 등과 같은 정서 변화는 에스트로겐과 프로게스테론의 결핍이 원인이므로 호르몬을 보충해서 치료를 해야 한다는 주장이다. 이 주장에서는 폐경은 호르몬 결핍에 의한 질병이고, 폐경기 여성은 환자가 된다. 에스트로겐을 복용한 여성이 기분이 좋아지고 편안해지며 자신감이 생기고 기억력도 좋아졌다는 연구보고가 있다. 그러나 이와 반면에 에스트로겐이 항우울제는 아니므로 에스트로겐이 직접 우울증을 치료하는 것이 아니라 에스트로겐이 안면홍조와 발한을 완화시켜서 이차적으로 기분이 좋아지고 잠을 잘 자게 되며 불안이 감소된 것이라는 연구도 있다.

폐경기 여성의 신체와 정서 문제 해결에는 약물보다 정확한 정보와 상담이 더 필요하다. 정은제, 진정제, 항우울제는 오히려 다른 약물 부작용이나 약물 의존성을 가져오므로 심각한 정신적 문제가 없다면 운동이나 이완요법, 좋은 영양 섭취가 더 효과적이다.

우울로 약을 먹고 입원까지 했던 한정숙 씨의 경험을 들어보자.

> "인생이 허무하고 그래서 울고 신경질을 부리고 소리쳤어요. 병원에 입원까지 했죠. 그후 친구의 소개로 보험회사 외무사원으로 취업한 후 수입이 있고 할 일이 생기니 우울은 간데없고 잡생각이 없어져서 이제는 약 안 먹고도 건강합니다."

폐경기 여성의 정서적인 변화를 문화적으로 설명하는 이론이 있다. 폐경기의 불안, 우울, 초조, 흥분과 같은 정서적 변화는 문화에 따라 다르고, 이 시기에 여성이 겪게 되는 생활사건과 관계가 있다는 것이다.

여성의 가치를 어디에 두느냐는 문화에 따라 다른데, 여성의 가치를 아름다움과 젊음에 둔다면, 폐경기는 아름다움과 젊음을 잃어가는 시기이므로 슬프고 외롭고 비참하다. 특히 질건조로 성생활이 어려워지는 경우 남편으로부터 성적 매력을 잃지 않을까, 그래서 남편으로부터 버림받지 않을까 하는 불안이 생긴다. 젊은 여성에 대한 부러움과 질투로 남편을 의심하거나 스스로 남편을 포기하기까지 한다. 이러한 여성은 "인생의 막다른 골목까지 온 것 같다. 젊음이 가는 것이 서글프고 돈보다 젊음이 부럽다. 여자 구실을 못하니 여자의 일생은 끝난 것이다."라고 한탄한다.

서양문화에서는 여성에 대한 가치를 젊음과 아름다움에 둔다. 그에 반해 동양문화에서는 여성의 후덕함과 지혜에 가치를 두고 있다. 여성이 폐경기가 되면 너그러워지고 지혜가 생기고 리더십을 발휘하여 며느리나 젊은 여성들을 가르치고 손자 손녀를 보면서 어른으로서 대접받고 노년을 즐겼다. 우리의 전통사회에서는 폐경기 여성의 불안이나 우울 같은 증상은 거의 없었다.

의사인 Donovan과 Rochester(1951)는 폐경기 우울을 호소하는 여성들을 대상으로 호르몬을 투여한 집단과 위약(placebo)을 투여한 집단 간에 연구결과에 차이가 없었다고 하면서 폐경기의 우울은 에스트로겐 호르몬보다 문화적 차이에 있다고 하였다.

폐경기의 정서변화에 대한 또 다른 요인은 이 시기에 흔히 있는 생활사건에서 오는 상실감이다. 이 시기는 자녀들이 대학 진학이나 외국유학, 결혼 등으로 집을 떠나는 시기다. 그러므로 이 시기를 '빈둥지(empty nest)' 시기라고도 한다. 품안에 있던 자식을 떠나보내고 온 집안이 텅 빈 것 같은 느낌으로 마음이 우울해지는 것이다.

박종숙 씨는 늘 엄마 옆에서 재잘거리던 딸아이가 중학교를 들어가더니 방 앞에 '노크' 라고 써 놓은 팻말을 보고 딸과 자신 사이의 단절감과 배신감을 느꼈다고 한다. "아니, 너하고 나 사이에 무슨 비밀이 있어 노크를 하란 말이냐……. 매일 저녁 베개를 끼고 엄마 아빠 사이를 파고 들던 아이가……."

아이들이 자라서 자기 일을 독립적으로 하면 어머니는 뒷바라지할 것이 줄어들어 좋기도 하지만, 한편으로는 자신의 역할을 잃은 것 같은 상실감을 갖게 된다. 또한 이 시기는 부모의 죽음, 남편의 실직, 경제적 어려움과 같은 일들로 스트레스를 받게 되고, 이러한 사건은 여성을 우울하고 초조하고 허무하게 만든다.

젊었을 때 열심히 노력해서 경제적으로 여유가 생기고 남편도 사회적으로 어느 위치에 도달하여 성공했다고 할 수 있는 여성도, 부부가 함께 있을 시간이 줄어들고 자녀들과도 대화할 시간이 적어지면 스스로 버림받았다고 느끼고 자신의 역할과 존재가치에 회의를 느끼게 된다.

이러한 다양한 감정으로 여성은 우울, 불안, 초초, 허무감 등의 정서변화와 신체적 고통을 느끼게 된다. 여성이 계속해서 무시를 당하면 우울증이 생기고 몸도 아프게 된다. 하루종일 종종 걸음으로 집안일을 하며 저녁준비를 하고 남편을 기다리던 정승희 씨는 늦게 귀가한 남편의 어두운 얼굴을 보고 걱정스러운 마음에 이렇게 물어보았다.

아내: 여보, 어디 아프세요?
남편: (다소 짜증스러운 어투로) 아니야.
아내: 회사에서 무슨 일 있었어요?
남편: 당신은 몰라도 돼!

남편의 이런 반응은 여성을 무시하고 결국은 병들게 한다. 남편이 이렇다면 아이들은 어떤가.

엄마: 얘, 이 TV가 왜 소리가 나지 않니?
아들: 아이, 엄마 그것도 못 하세요?
엄마: 얘, 내 안경 어디 있는지 못 봤니?

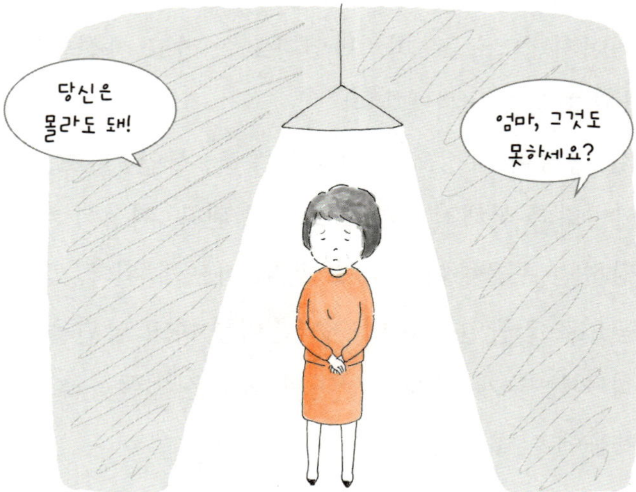

딸 : 엄마는 맨날 안경 찾으세요, 목에 걸고 계시잖아요!
엄마: (어쩌면 이럴수가……. 이러다 내가 치매 걸리는 것이 아닐까…….)

필자가 면담한 김영숙 씨는 이렇게 호소하였다.

"남편과 자식이 상대해 주지 않으니 무시당하는 느낌이고, 자식이 내 품을 벗어나 내 뜻을 따라주지 않으니 지금까지 내가 무얼 하고 살았나 싶어요. 할 일이 없고 무료해지고, 외롭고 허무하고 죽고 싶어요. 조그만 일에도 서럽고 노여움을 잘 느끼고 이유 없이 마음이 슬프고 혼자 눈물이 납니다."

폐경기의 정서변화는 누구에게나 다 똑같지는 않고 개개인의 건강이나 경제상태, 사회생활 정도에 따라 다르다. 특히 직업을 가졌거나 생활전선에서 바쁘게 사는 여성들은 폐경기의 불편함이나 정서변화를 거의 느끼지 못하고 오히려 홀가분하고 편안해서 좋다고 한다. 직업을 가지고 스스로 돈을 벌면서 아픈 것도 없어지고 삶의 보람을 느낀다는 여성들이 있다. 이러한 여성들은 다음과 같이 말한다.

"돈이 없어 사람구실을 못해 소외감을 느꼈는데 파출부를 하여 경제적인 문제가 해결되니 마음이 가벼워집니다."

"자식들이 모두 내 품을 떠나 내가 살아온 것이 무엇인가 생각했는데 식당을 경영하면서 내가 벌어 쓰고 내 삶이 있고 봉사하고 베풀며 사니 기쁘고 좋아요."

"살아가는 데 지쳐서 한 번도 그런 생각해 본 적이 없어요. 바삐 살다 보니 전혀 느끼지 못하고 넘어갔습니다."

질 건조와 성생활: 인생의 끝인가

폐경이 되면 정말 성생활을 더 이상 할 수 없는가? 아이를 못 낳으니 성생활을 할 필요가 없는가? 아이도 못 낳고 남편이 원하는 성생활도 할 수 없으니 나는 쓸모없는 인간이고 인생의 끝인가?

이영자 씨는 이런 생각을 가지고 남편의 외도를 허용했다고 한다. 그러나 정답은 결코 그렇지 않다는 것이다.

섹슈얼리티(sexuality)는 개인차가 크고 사람마다 다르다. 여성에 따라서 50세 이후에 성욕이 없어졌다고 하기도 하고 50세 이후에 진정한 성적 즐거움을 느꼈다고도 한다. 폐경이 되면 임신을 염려할 필요도 없고 피임을 하지 않아도 된다. 연구에 의하면 규칙적으로 성생활을 한 여성은 에스트로겐 수준은 비슷하나 안드로겐 수준이 더 높았으며 질의 기능도 더 좋아진다고 한다. 검사결과 노년기까지 난소에서 안드로겐이 계속 분비되고 있었다. 우리의 몸은 보상작용이 있기 때문에 요구가 있으면 그 요구를 충족하기 위해 계속 기능을 한다.

50세 전후 폐경기 여성은 성교할 때 질이 따끔거리고 건조한 것을 느낄 수 있다. 에스트로겐과 프로게스테론 수준이 떨어지기 때문이다. 이로 인해 질이 짧아지고 질 벽이 얇아지며 자궁경관에서 분비되는 분비액도 줄어든다. 이와 더불어 질 입구도 좁아지는데, 특히 아기를 낳은 경험이 없는 여성은 더욱 그렇다. 이러한 이유로 성교가 불편한 여성은 성교를 기피하게 되고 성교를 하지 않다가 오랜만에 하게 되면 통증이 더 심하다. 그 결과 성욕구가 떨어지고 남편이 옆에 오는 것조차 싫어진다. 한 연구에 따르면 여성의 86%가 폐경기 전이나 후에 성적 문제를 겪는 것으로 나타났다.

여성이 겪는 성욕 감퇴는 질 건조증이나 성교통, 질 근육경련, 음핵감각 상실, 접촉감각 상실 등이다. 성욕 감퇴의 원인은 에스트로겐의 감퇴로 오는 것으로 알지만 실제는 에스트로겐보다 테스토스테론(흔히 남성호르몬으로 알고 있으나 여성도 난소에서 분비된다)의 부족으로 온다. 그러나 성욕은 그보다 좀 더 복합적인 원인으로 심혈관계와 뇌, 척추, 말초신경의 건강을 반영하는 통합적인 현상이다.

이런 신체적 원인 외에도 성기능에 영향을 미치는 요인으로는 정신, 사회, 문화적 요인을 비롯하여 인간관계 등 여러 가지가 있다. 무엇보다도 중요한 것은 남편(혹은 파트너)과의 대인관계다. 남편 혹은 파트너와 진심으로 사랑하면 생기가 넘치고 성욕도 되살아난다. 최근에는 황혼이혼, 황혼재혼이 늘어나면서 노인들의 성생활이 새로운 이슈가 되고 있다. 오랫동안 혼자 살던 중년여성이 폐경기 이후에 결혼하여 다시 성생활을 하게 되면서 새로운 에너지가 생겨서 더욱 젊어지고 인생이 즐거워졌다는 얘기를 흔히 듣는다. 또한 이혼 전에 성욕이 없던 여성이 재혼 후 성욕이 되살아날 수도 있다.

자궁적출술로 조기폐경이 되었거나 폐경기 이후에 수술한 여성이 성생활에 적응을 하려면 남편의 태도가 절대적으로 중요하다. 요즘은 줄어들었지만 과거에는 자궁근종이나 경미한 상피내암의 경우에도 자궁은 물론 난소, 난관, 그리고 부속장기까지 완전히 들어내는 광범위자궁적출술을 하여 폐경기 이후 여성의 1/3이 '빈궁마마(자궁이 없는 여성을 일컫는 속어)'라고 했다. 이러한 여성들은 인공적으로 폐경이 되어 자신은 이제 성생활을 할 수 없다고 생각한다. 그러나 수술 후 남편의 변함없는 사랑과 성적 매력이 전혀 달라지지 않았다는 칭찬은 여성의 성욕과 성기능을 자극하여 수술 이후에도 성생활에 전혀 문제가 없었다. 반면에, 자신은 이제 성생활을 할 수 없을 것이라는 선입견을 가진 여성과 남편의 칭찬이 없었던 여성은 수술 이후 성생활을 하지 않는 안타까운 모습을 보였다. 특히 자궁만 적출하고 난소가 있는 여성은 호르몬 분비에 문제가 없는데도 성생활을 하지 않아서 난소의 기능을 위축시키기도 한다. 이러한 여성들에게 성교는 자궁이 아니라 질로 하는 것이므로 자궁적출술과는 아무 관계가 없다는 인식이 필요하다. 뿐만 아니라 남편에게도 자궁적출술과 성욕은 아무런 관계가 없다는 것을 알려야 한다. 아내에게는 여전히 성욕구가 있으며 남편의 태도에 따라 그전보다 더 만족스러운 성관계를 할 수 있다는 것을 알아야 한다.

수술 후 오랫동안 성생활을 하지 않다가 처음 하게 되면 질이 위축되어서 성교통이 있을 수 있는데 이때는 질 확장기를 사용할 수 있다. 질 확장기는 플라스틱이나 고무제품으로 처음에는 손가락 두 개 정도의 얇은 것부터 시작하여 차츰 굵은 것으로 하고 K-Y 젤리 등 윤활제를 발라서 사용하면 편안하게 사용할 수 있다.

질 건조 완화법

에스트로겐과 프로게스테론의 감소는 성기능에 영향을 준다. 이들 호르몬이 정상적으로 작용하면 성적으로 민감한 부분에 혈액량을 증가시킨다. 그러나 호르몬이 부족하여 성감대에 혈액량이 감소하면 여성의 몸은 같은 자극에도 좀 더 천천히 그리고 적게 오르가즘에 오른다.

질 건조로 성생활이 어려울 수는 있지만 그 자체가 성욕을 감퇴시키는 것이 아니며 성욕감퇴는 여러 복합적 요인으로 온다. 질 건조를 완화하고 즐거운 성생활을 하기 위해 도움이 되는 몇 가지 방법을 알아보자.

전 희

여성은 성교 자체보다 감미로운 애무로 전희를 더 중요하게 생각한다. 여성은 천천히 부드럽게 사랑받기를 원한다. 오르가즘보다는 파트너가 자신을 정말 원하고 있다는 것을 증명하는 열정적인 애무에 더욱 황홀해한다. 그리고 무엇보다도 여성으로서 아름다움을 인정받기를 원한다.

여성에게 성행위는 질의 에스트로겐 그 이상의 것이다. 여성의 성감은 신체나 호르몬의 상태는 물론이고 감정, 정신, 영혼을 비롯하여 감촉이나 냄새, 기호 등 분위기가 만들어지면 만족감을 느낀다. 그러므로 남편이나 파트너의 정성 들인 전희는 질 분비물의 분비를 촉진시킨다.

윤활제

윤활제는 성교 전 전희나 삽입을 위해 유용하게 사용된다. 흔히 K-Y 젤리를 사용하나 외과용 수용성 윤활제를 사용할 수도 있다. 이런 제품은 수용성이므로 사용 후 휴지나 수건으로 닦으면 깨끗하다. 그러나 바셀린이나 로션, 참기름 등은 지용성으로 쉽게 씻어지지 않으며 세균 감염을 일으킬 수 있다.

자궁적출술로 조기폐경 된 여성은 의사 처방에 따라 에스트로겐 크림을 바르면 효과적이다. 그러나 폐경기 이후 여성, 특히 유방암 가족력이 있는 경우는 가급적 에스트로겐 크림보다는 다른 방법을 사용하는 것이 바람직하다. 유성윤활제 중에서는 비타민 E 오일을 사용할 수 있다.

폐경기에 질뿐 아니라 입이 마르거나 질 건조가 너무 심해 걷기가 힘들다는 경우도 있다. 이런 경우에는 물을 많이 마시는 것이 질을 포함한 신체의 수분균형에 효과가 있다. 그러나 물 대신 술이나 커피를 마시는 것은 오히려 탈수를 조장하므로 좋지 않다. 알레르기로 항히스타민제를 복용하면 입이나 질의 건조가 더 심해질 수 있으므로 항히스타민제는 최소한으로 사용한다.

외부생식기를 씻을 때는 비누를 사용하지 말고 따뜻한 물에 좌욕을 하는 것이 좋다. 비누 사용은 질의 산도(pH)를 높여 중성 혹은 알카리화하여 세균 감염을 쉽게 하는 환경을 만든다. 거품목욕도 질의 산도에 영향을 주고 향이 자극될 수 있으므로 거품목욕 대신 물에 소다 4~5스푼을 섞어 씻는 것이 질 자극을 줄이는 데 도움이 된다. 외음과 질에 공기유통이 잘 되도록 면내의를 입고 꼭 달라붙는 옷은 피하고 외음과 회음이 젖어있지 않도록 땀이 나면 속옷을 자주 갈아입도록 한다. 속옷을 빨 때도 향이 없는 비누를 사용하고 섬유유연제는 사용하지 않는 것이 좋다.

케겔운동

케겔운동은 질의 근육을 자극하고 단련하는 데 매우 효과적인 방법으로, 언제 어디서나 아무도 모르게 쉽게 할 수 있다. TV를 보면서 지하철을 타고 가면서, 버스를 기다리면서도 할 수 있는, 돈과 시간이 전혀 들지 않는 좋은 방법이다. 연구결과 케겔운동은 질의 혈액공급을 증가시켜 음핵의 팽창과 쾌감을 높여서 성욕을 향상시키고 오르가즘의 강도를 높여주는 것으로 나타났다. 케겔운동은 요실금을 예방하고 치료하는 데도 효과적이다. 요실금은 다음 장에서 자세히 설명하겠다.

성생활은 반드시 성교만을 의미하는 것은 아니다. 남편 혹은 파트너와 함께 성적인 쾌감을 느끼는 행위는 모두 성행위라고 할 수 있다. 성적인 쾌감은 성교 외에도 다른 방법으로 즐길 수 있다. 손을 잡는다거나 포옹을 하고 키스를 하는 것도 성행위이다. 함께 더운 물에 목욕을 하거나 오일이나 크림을 이용하여 팔, 다리, 어깨를 마사지하거나, 귀지를 후벼주거나, 머리를 쓰다듬으면서, 흰머리를 뽑아주면서 서로 간의 스킨십과 성적 즐거움을 느낄 수 있다. 성욕은 인간의 기본욕구로 나이가 들어도 없어지지 않는다. 남편이나 파트너가 없는 사람에게 자위행위는 성욕을 충족시키는 가장 흔하고도 좋은 방법이다.

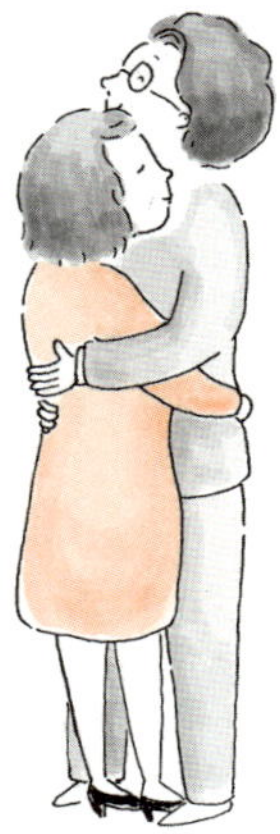

포옹하기

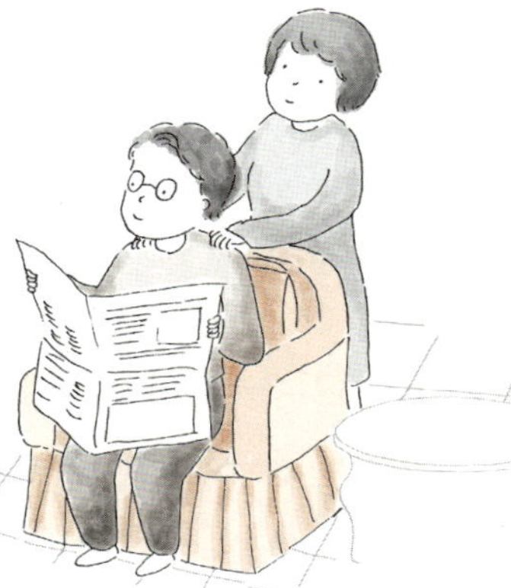

마사지하기

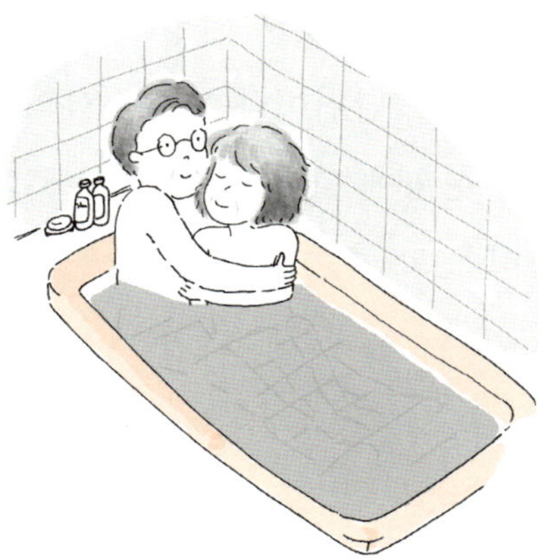

함께 더운 물에 목욕하기

■ 다양한 성행위

성생활을 배로 즐기는 방법

중년이 되면 자신의 성생활에 대해 스스럼없이 이야기하게 된다. 전문가들이 권하는 성생활을 배로 즐기는 방법을 알아보자.

자신의 성적 욕구에 정직하라

전통적으로 여성은 성욕이 적을수록 정숙한 여성이고, 남성은 성욕이 많을수록 힘이 세고 능력이 있는 사람으로 알려져 왔다. 따라서 여성은 자신의 성욕을 잘 표현하지 않고 남성은 과대하게 표현하면서 자신의 성욕구가 정말 어느 정도인지 알지 못한다. 성욕을 표현하는 것은 여성이 자라온 환경과 문화, 호르몬 수치, 건강 정도, 남편이나 파트너와의 만족도에 따라 달라진다. 성욕구는 상황에 따라 상대적이므로 그때그때 자신의 성욕구를 정확히 알고 충족할 수 있는 다양한 방법을 찾아볼 수 있다.

자신의 성욕을 존중하라

성욕구가 강한가 약한가 하는 것은 그 사람이 타고난 테스토스테론의 수치에 달렸다. 대체로 남성은 신혼 때는 테스토스테론 수치가 높아 성욕이 강하나 사회생활로 에너지 소모가 많으면 차츰 줄어든다. 반면에 여성은 폐경 전기부터 안드로겐 수치가 높아지므로 성욕이 강해진다. 40대 이후의 여성이 에너지가 많고 힘이 세지는 것도 이 때문이다. 흔히 가정에서 아내와 남편의 힘의 균형이 역전되는 시기가 50대 후반에서 60대 초반이라고 한다. 남성은 힘이 약해지고 여성은 강해진다.

남과 비교하지 마라

어떤 것이 정상적 성생활인가에 대한 답은 사람에 따라 다르므로 본인만이 알 수 있다. 흔히 성행위의 횟수로 성적 만족도나 성욕구의 정도를 평가하는 경우가 많으나 이것은 양과 질을 혼동하는 문화 속에 살고 있기 때문이다. 성교를 일주일에 한 번 하든 한 달에 한 번 하든 자신이 만족하면 그것으로 충분하다. 당신은 일주일 혹은 한 달에 몇 번 성교하기를 원하는지 솔직히 얘기해 보자.

안전한 성생활을 하자

최근에는 남성뿐만 아니라 여성도 성생활이 자유로워지면서 각종 성병에 감염될 가능성이 높아졌다. 성 파트너가 한 사람 이상인 경우는 성병 예방을 위한 안전한 성행위를 하여야 한다. 비록 성 상대자를 믿는다 하더라도 그 상대자가 이전에 누구와 성행위를 했는지는 알 수 없는 일이다. 특히 남성에 의해 매개되는 인유두종 바이러스(HPV)는 자궁경부암의 원인이 되므로 여러 파트너와 성관계를 하는 것은 위험하다. 또한 인간 면역결핍 바이러스(HIV) 감염도 주로 남성에 의해 여성에게 감염된다. 그러므로 모르는 사람과 성행위를 할 때는 반드시 콘돔을 사용해야 한다. 콘돔은 피임은 물론 성병 예방에 더 유용하게 사용된다. 폐경 전기에도 임신은 가능하다는 것을 잊지 말자. 그러나 무엇보다 중요한 것은 남편이나 파트너 한 사람과만 성관계를 하고 그런 상대가 없을 경우는 자위행위나 다른 방법으로 성욕을 충족하는 것을 권하고 싶다.

많은 대화를 나누어라

남편 혹은 성 파트너와 많은 대화를 나누어서 상대방의 성적 욕구와 어떤 것을 좋아하는지를 서로 대화하는 것이 좋다.

대화는 말로만 하는 것이 아니라 눈으로 표정으로 몸짓으로도 할 수 있다. 그러나 분명한 의사소통을 위해서는 자신이 요구하는 것을 말로 표현해야 한다. 자신이 원하는 것과 상대방이 이해하는 것이 다를 때 오해와 욕구불만이 생긴다. 대부분의 여성이 성에 대한 표현을 하는 데 익숙하지 않다. 부부 혹은 성 파트너 간에 자신의 느낌과 욕구를 정확히 표현하고 만족한 느낌과 상대방의 행위를 칭찬해 주는 것은 서로 간에 성적 자신감과 만족감을 더하게 한다.

의욕을 가지고 많은 시간을 함께 보내라

중년이 되면 예전처럼 갑자기 성욕이 일어나지 않는다. 하려고 마음을 먹고 함께 있는 시간을 많이 가지는 것이 좋다. 집에서는 성욕이 일어나지 않다가도 여행을 하거나 좋은 호텔에 들어가면 신혼기분으로 돌아가 성적인 즐거움을 느낄 수 있다. 아이들과 일 속에서 스트레스를 받고 살다가 가끔 여행을 하며 둘만의 시간을 가져보는 것은 꺼져가는 성욕을 되살릴 수 있고 부부관계를 새롭게 재정립할 수 있다. 중년기는 부부관계를 새롭게 재정립하는 시기이다.

로맨틱한 분위기를 만들어라

상대방의 성적 감각을 자극하기 위해 로맨틱한 분위기를

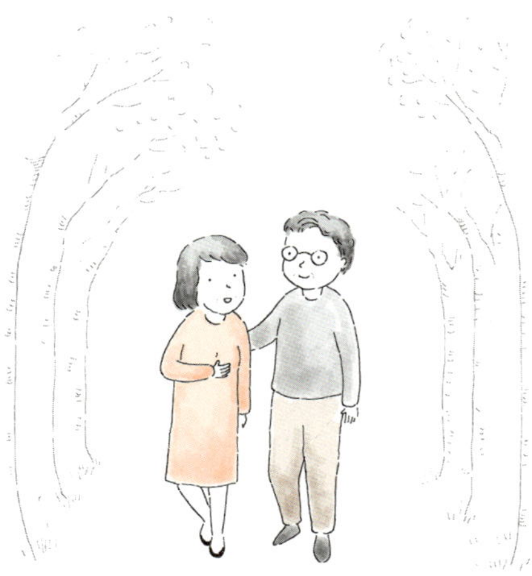

연출해 볼 필요가 있다. 신혼의 추억을 되살리는 향기, 옷, 식탁을 마련해 볼 수도 있고 밤 외출이나 영화, 때로는 포르노 영화나 잡지도 성욕을 자극할 수 있다. 그러나 여성을 비하하거나 혐오감을 주는 포르노는 피하는 것이 좋다. 꽃, 음악, 와인, 촛불 혹은 특별한 조명으로 로맨틱한 분위기를 연출하면 부부간의 사랑이 더욱 돈독해질 것이다.

에스트로겐: 그 정체는 무엇인가

에스트로겐은 내분비계 호르몬 중 하나다. 내분비계는 우리 몸에서 자동조절되는 것으로 내 마음대로 조절되는 것이 아니고 몸의 요구에 따라 필요한 시기에 필요한 만큼 자동적으로 분비된다. 따라서 필요 없는 시기에는 분비되지 않거나 아주 적은 양만 분비된다.

'호르몬(hormone)'이라는 단어는 그리스어로 '전달자' '전령'을 의미한다. 그러므로 호르몬의 자극을 받은 기관은 기능과 활동이 활발해진다. 호르몬은 전신의 세포와 조직으로 전달되어 건강, 기분, 행동에 강력한 영향력을 미친다. 호르몬은 적은 양으로도 큰 영향을 주기 때문에 몸이 필요한 것보다 많거나 적게 분비되면 질병이 발생하고 이러한 질병은 치료가 잘 되지 않는다. 당뇨병이 그 좋은 예다.

폐경과 관련된 중요한 호르몬은 에스트로겐이다. 에스트로겐에는 세 종류가 있는데 에스트라디올, 에스트론, 에스트리올이 그것이다. 에스트라디올은 폐경 전 여성에서 볼 수 있는 자연적 형태의 에스트로겐이며 가임기간 동안 난소의 난포에서 주기적으로 분비된다. 에스트리올은 임신 중에 태반에서 분비되고, 에스트론은 폐경 후에 난소와 부신피질에서 분비된다. 에스트론과 에스트라디올은 매우 비슷하며 몸의 여러 곳에서 서로 전환된다. 이 세 가지 에스트로겐은 받아들이는 세포에 따라 약간 차이는 있으나 거의 비슷하다.

우리 몸에는 호르몬을 받아들이는 알파와 베타 수용체가 있는데 이 수용체는 우리 몸의 여러 곳에 분포되어 있다. 에스트로겐은 그것을 받아들인 세포와 조직의 종류에 따라 그 역할이 다르다. 예를 들면, 자궁에서는 내막을 증식시키고, 유방은 유선과 유포를 증식시키며, 간에서는 콜레스테롤 합성을 조절하여 동맥경화를 막고, 뼈에서는 뼈의 생성과 분해를 조절하여 뼈의 강도를 유지한다. 이외에도 체온조절, 피부 탄력유지 등 그 역할은 다양하다.

난소에는 에스트로겐 외에 안드로겐이 분비되는데 이 호르몬은 흔히 남성호르몬이라고 알려져 있지만 여성의 몸에서도 80세까지 소량 분비된다. 안드로겐은 특히 폐경기 후에 전반적인 건강과 성욕에 큰 영향을 미쳐 근력, 성욕과 질의 탄력성을 증가시킨다. 안드로겐의 중요한 역할은 체지방조직을 에스트로겐으로 전환하여 폐경 후의 얼굴 화끈거림, 질 건조, 골절 등을 예방하는 것이다. 그러므로 마른 여성보다 지방이 있는 여성은 폐경으로 인한 불편감이 적다. 폐경 후의 뱃살은 이런 점에서는 도움이 된다. 중년여성의 체중증가가 반드시 나쁜 것만은 아니다.

에스트로겐의 두 얼굴

에스트로겐의 장점은 1923년 합성 에스트로겐이 발명되면서 여성 해방에 획기적인 전환을 이루었다. 1942년 임신한 말의 소변에서 추출한 에스트로겐 대체약인 프레마린(premarin)은 폐경증상의 치료에 사용할 수 있도록 미국 식약청(FDA)이 허용하였다. 1960년 경구피임약의 출현은 원치 않는 임신을 피할 수 있게 하여 여성주의자들로부터 열렬한 환호를 받았다. Robert Wilson 박사에 의한 『여성성이여, 영원하라(Feminine Forever)』라는 책은 에스트로겐이 만병통치약으로 소개되어 노화를 막고 여성적 아름다움과 성적 매력을 유지할 수 있다고 선전하였다. 또한 폐경은 호르몬 결핍에 의한 질환이며 에스트로겐으로 완벽하게 치료할 수 있고 예방할 수 있다고 주장하였다. '프레마린(에스트로겐의 일종)'을 제조한 제약회사는 "영원히 여성성을 잃고 싶지 않은 여성은 영원히 에스트로겐을 복용하라"라는 광고문구로 큰 성공을 거두었다. 중상류 계층의 여성들은 이러한 광고 효과로 너도 나도 호르몬 주사, 약물, 크림을 사용하였다. 필자는 어렸을 때 어머니가 젊어지는 약이라고 '소골주사'라는 것을 맞는 것을 보았는데, 지금 생각하면 그것이 호르몬 주사가 아닌가 한다.

그러나 1975년 에스트로겐이 자궁내막암을 발생시킨다는 것이 밝혀지면서 에스트로겐의 판매도 급격히 줄어들었다. 에스트로겐이 발암물질이라는 것은 이후 여러 연구에서 밝혀졌다(HERS 연구, Heart and Estrogen/Progestin Replacement Study; 여성건강에 대한 주도적 연구, women's health initiative). 호르몬대체요법(ERT)을 하는 의사와 제약회사에서는 에스트로겐의 부작용을 막기 위한 연구를 계속하여 1980년 에스트로겐과 프로게스테론 복합제품인 '프로베라'(우리나라에서는 피임약으로 활용되고 있다)를 출시하여 이 약이 암을 예방할 수 있다고 하였다. 그러나 이것은 월경과 같은 주기적인 자궁출혈을 유발하는 불편함이 있다. 그럼에도 불구하고 지금도 많이 사용되고 있다.

에스트로겐의 발암 작용은 유방암의 발생률을 높였다. 이 부작용은 1976년에 제기되어 1990년 대규모 관찰연구인 '여성건강에 대한 주도적 연구(women's health initiative WHI; 미국국립보건원 NIH의 지원을 받은 권위 있는 연구)'에서 밝혀졌다. 에스트로겐은 소위 좋은 콜레스테롤이라는 고밀도 지단백 콜레스테롤(HDL) 수치를 높이고 나쁜 콜레스테롤인 저밀도 지단백 콜레스테롤(LDL) 수치를 낮추어 심장질환을 예방하는 것으로 알려져 있다. 그러나 미국의 20개 의료기관에서 시행한 '심장과 에스트로겐/프로게스테론 대체요법 연구(HERS, Heart and

Estrogen/Progestin Replacement Study)' 에서는 호르몬이 심장발작이나 관상동맥질환의 예방에 효과가 없었다고 하였다. 뿐만 아니라 호르몬 치료를 받은 여성은 혈전 형성이 많아져서 정맥혈전이나 폐혈전의 위험을 증가시켰다고 한다. 특히 60세 이상의 여성에서 심혈관질환 예방을 목적으로 호르몬 치료를 시행하는 것은 분명히 위험하다고 말하고 있다. 지금도 호르몬에 대한 연구는 계속되고 있으며 각기 다른 결과를 보고하고 있다. '여성건강에 대한 주도적 연구' 는 호르몬 치료로 증가한 위험도나 호르몬 치료의 장점이 이 치료를 끝낸 후 얼마까지 지속되는지를 2010년까지 관찰하는 연구를 진행하고 있다.

이와 같이 호르몬 특히 에스트로겐은 많은 장점이 있는 반면, 치명적인 부작용도 있는 두 얼굴을 가진 지킬박사와 하이드의 속성을 갖는다. 앞에서도 얘기한 것처럼 호르몬은 우리 몸의 필요에 따라 자동조절되는 물질로 적은 양으로 큰 효과(좋든, 나쁘든)를 나타낸다. 그러므로 자연 현상을 거슬러 인공적으로 공급할 때는 충분한 이유가 있어야 하며 연구결과에 따라 양이나 기간에 있어 신중하게 적용해야 한다. 호르몬대체요법은 결코 여성이 임의로 사용해서는 안 되며 자신의 건강상태를 고려하여 의사의 처방에 따라 치료해야 한다. 호르몬을 비타민이나 보약처럼 복용하거나 심지어 자가 주사를 하는 것은 매우 위험한 일이다.

에스트로겐 치료, 받을 것인가 말 것인가

최정숙 씨는 유난히 예뻐진 얼굴로 함박웃음을 머금고 동창회에 나타났다. 친구들이 한마디씩 칭찬을 한다. “무슨 좋은 일 있어? 아주 예뻐졌구나? 비결이 뭐야?”

최정숙 씨가 수줍은 듯이 얘기했다. “사실 나 요새 호르몬을 먹거든. 그랬더니 피부도 고와지고 기분이 좋아지고 남편하고 잠자리도 좋아졌어.”

그러자 배영희 씨가 얘기한다. “어머, 그랬니? 사실 나도 먹고 싶었는데, 우리 언니가 유방암이 걸렸는데 호르몬제를 먹어서 그렇다는구나. 그래서 나도 유방암이 걸릴까 봐 겁이 나서 먹지 못하겠어.”

위 사례의 두 여성은 에스트로겐의 장점과 단점을 각각 경험하고 있다. 최정숙 씨의 말을 들어보면 에스트로겐이 만병통치약인 것 같지만, 배영희 씨의 경우는 에스트로겐이 발암물질이라는 것이다. 에스트로겐은 분명 좋은 점이 많지만 누구에게나 다 좋은 것은 아니다. 자신의 건강상태와 과거병력 특히 어머니, 언니, 이모, 외할머니와 같은 여성쪽의 가족력을 고려해야 한다. 에스트로겐은 얼굴홍조와 화끈거림, 질 건조, 골다공증에 직접적 효과가 있지만 다른 증상은 이차적 효과가 있을

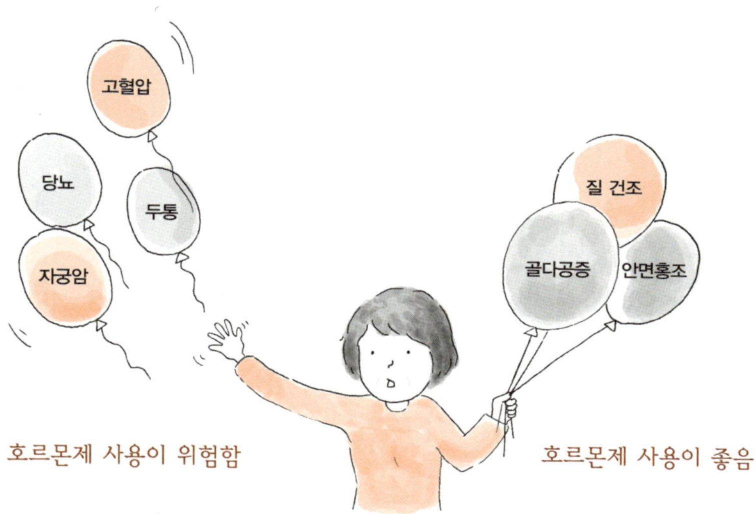

뿐이다. 에스트로겐의 효과와 장단점은 아직도 계속 논란이 되고 있고 연구도 진행 중이다.

다음의 경우에는 에스트로겐 치료를 피해야 한다

* 유방과 자궁의 암
* 흉통이 있는 심장질환
* 고혈압
* 정맥혈전증
* 뇌졸중의 경험
* 당뇨

* 심한 편두통
* 간 질환
* 큰 자궁근종

호르몬제를 사용할 때는 자신에게 어느 정도 도움이 되는지를 확인하고 부작용에서 오는 위험보다 유익한 점이 더 많을 때 부작용을 잘 감시하면서 사용할 수 있다. 자신에게 장점이 무엇이고 단점이 어느 정도 심각한지 스스로 평가해 보고 장점이 단점의 심각성을 상쇄할 수 있을 때 호르몬제 사용을 결정할 수 있다.

요실금: 참을 수는 없는가

"저는 알레르기성 비염이 있어요. 그런데 재채기를 할 때마다 소변이 흘러나와요. 그때마다 얼마나 당황스럽고 난감한지. 한 찻숟갈만큼 흘러 옷을 적시는데 그때마다 갈아입기도 그렇고 그냥 있자니 기분이 나쁘고 여름에는 겉옷까지 적실까 봐 걱정이 돼요. 항상 팬티라이너를 하고 다녀요. 혹시 냄새가 날까 봐 사람 만나기가 꺼려져요."

이경수(50세)

"저는 소변이 보고 싶으면 참지를 못하겠어요. 소변 본 지 1시간, 어느 때는 30분밖에 지나지 않았는데도 소변이 보고 싶고. 그러나 막상 화장실에 가면 시원하게 나오지도 않아요. 어디 여행을 가거나 차를 타고 갈 때는 아주 불편하고 불안해요."

김영미(55세)

이 두 경우는 폐경 전후에 볼 수 있는 전형적인 요실금 현상이다. 요실금은 생명을 위협하는 질병은 아니지만, 여성의 일상생활을 방해하고 자존감을 손상시킨다.

요실금이란 방광조절기능 상실로 원하지 않는 때에 저절로 소변이 흘러 속옷을 적시는 경우를 말한다. 폐경여성에게 요실금은 흔한 증상으로, 여성의 반 이상이 요실금을 경험한다. 요실금은 남성에게도 나타나지만 여성에게 특히 많은 것은 비뇨생식기의 해부학적인 구조와 출산에 따른 영향 때문이다. 분만할 때 부적절하게 힘을 준 결과(힘이 오지 않을 때 힘을 준 경우) 회음근육이 과도하게 늘어나서 요도 괄약근과 골반근육의 탄력성이 줄어들면서 요도와 방광을 충분히 지지하지 못해 요실금이 발생한다. 특히 산후조리가 부족하거나 산후에 무거운 것을 들었을 경우에 출산 후 혹은 중년 이후에 요실금이 발생할 수 있다.

폐경 후 에스트로겐의 부족은 요도의 탄력성을 감소시키고 방광을 지지하는 조직을 이완시켜 방광의 조절능력을 떨어뜨려 요실금이 더욱 심해진다.

소변을 볼 때 정상 배뇨체계는 신장에서 분비되는 소변이 수뇨관을 거쳐 방광에 저장된다. 방광은 근육주머니로서 마치 그네 같은 골반근육에 의해 지지되어 있다. 방광에 소변이 반쯤 차면 소변이 보고 싶다는 것을 느끼게 된다. 이때 화장실을 찾기까지 골반근육과 요도근육을 조여서 소변이 나오는 것을 막아 소변을 참고 있다가, 화장실에 가서 조여져 있던 요도와 골반근육을 이완시키면 소변이 나오게 된다.

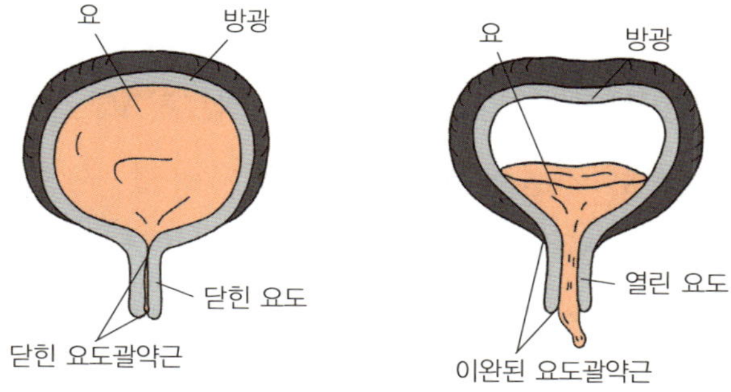

■ 방광과 요도 및 골반근육

요실금은 이런 정상 배뇨체계를 벗어나 방광조절기능이 약해져서 소변을 참지 못하고 화장실에 가기도 전에 소변이 나오는 경우와, 기침이나 재채기 등 복압이 가해질 때나 심하게 웃을 때 등 원하지 않는 때와 장소에서 저절로 요도와 골반근육이 이완되어 소변이 흘러나오는 경우를 말한다. 앞의 경우를 '급박성 요실금', 후의 경우를 '복압성' 혹은 '스트레스성 요실금' 이라고 하며, 이 두 가지 양상이 함께 오면 '복합성 요실금' 이라 한다.

요실금의 원인은 감염, 종양, 뇌졸중, 치매 등 질병으로도 오지만, 폐경기 여성은 주로 젊었을 때 무거운 것을 많이 들었다거나 노화, 출산, 폐경 등의 원인으로 오는 경우가 많다. 따라서 치료와 완화방법도 약물이나 수술보다 행동요법으로

80% 정도 치유가 된다.

질병으로 인한 요실금은 먼저 질병을 치료해야 한다. 그러나 비질병성 요실금은 행동요법을 먼저 시도하고, 조절이 어렵거나 심할 경우는 약물이나 수술방법을 적용할 수 있다. 수술이 효과적이기는 하나 부작용이 있을 수 있고 비용도 많이 든다. 그러므로 건강전문가에게 요실금의 정도와 종류, 원인 등을 평가받고 나서, 심하지 않거나 질병에 의한 것이 아니라면 행동요법을 먼저 시도해 보는 것이 좋다.

행동요법

행동요법은 여성에게 방광기능을 회복시키는 행동을 하게 하는 것으로, 경제적이며 전혀 부작용이 없으므로 급박성, 스트레스성, 복합성 요실금 모두에 효과적이다. 행동요법에는 골반근육운동, 방광훈련, 식이요법 등이 있다. 이와 관련하여 바이오피드백, 질콘(vaginal corn) 삽입과 전기자극이 있다.

골반근육운동

골반근육운동은 일명 케겔운동이라고 하는데, 스트레스성 요실금이나 급박성 요실금이 있거나 복합성 요실금인 경우 방광조절기능을 향상시키기 위한 운동이다. 1940년 Arnold

Kegel 박사가 시작해서 케겔운동이라 한다.

케겔운동은 소변을 보다가 멈추듯이 골반근육을 10초간 수축하였다가 10초간 풀어준다. 이것을 하루에 3번, 한 번에 30~80회 한다. 처음에는 짧게 하다가 차츰 횟수를 늘리면 된다. 언제 어디서나 쉽게 할 수 있으므로 꾸준히 하는 것이 중요하다. 이 방법은 안전하고, 배우기가 쉽고, 부작용이 전혀 없어서 남녀 누구나 할 수 있고 언제 어디서나 할 수 있다. TV를 볼 때나, 운전할 때, 버스나 지하철을 기다리면서 아무도 모르게 할 수 있어 시간과 돈이 절약되어 경제적이고 효과적이다.

골반근육의 운동이 잘 되는지를 확인하기 위해서는 손을 깨끗이 씻은 후 손가락을 질 속에 넣고 골반근육을 조이면 조이는 느낌을 느낄 수 있다. 골반근육을 조이면 소변의 흐름을 중간에서 끊을 수 있고 질도 조여지는 느낌을 갖게 된다. 남자들은 음경이 움직이는 것을 볼 수 있고 직장이 조이는 느낌을 느낄 수 있다. 남성들 사이에서는 항문조이기 운동이라고 하며 요실금 예방뿐만 아니라 성기능을 증진할 수 있는 운동으로도 알려져 있다. 이것은 골반근육이 요도뿐만 아니라 여성의 질과 항문, 남성인 경우는 음경과 항문을 동시에 지배하고 있기 때문이다.

골반근육운동은 규칙적으로 끈기 있게 하는 것이 중요하며 잘못된 방법으로 하면 효과가 반감된다. 잘못된 방법은 골반근육을 조일 때 엉덩이나 위를 조이거나 호흡을 참는 것이다. 골반근육운동의 효과는 규칙적인 운동을 통해 골반근육이 강해지고 두꺼워져서 방광을 더 잘 지지하고 요도를 조이는 힘이 커진다는 것이다.

방광훈련

방광훈련은 소변을 참을 수 없고 급박하게 보고 싶은 사람에게 시간표에 따라 소변을 보게 하여 소변을 참는 능력을 길러주는 것이다. 급박성 혹은 복합성 요실금이 있는 여성이나 남성에게 효과적이다.

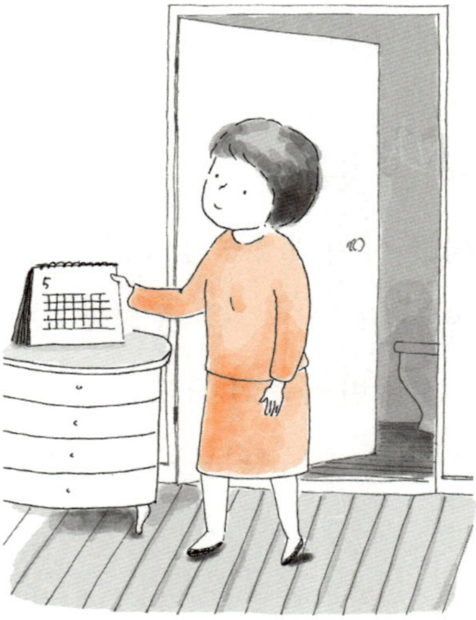

시간표에 따라 소변을 보게 하면 소변을 참는 능력을 길러줄 수 있다.

이 방법은 소변보는 시간을 점차 늘려주는 것으로 화장실에 가는 시간을 처음에는 한 시간 간격으로 시작하여 매주 30분씩 증가시켜 3~4시간 간격으로 갈 수 있을 때까지, 그리고 밤에는 소변을 보지 않을 때까지 훈련시킨다. 훈련기간은 약 6주간이다.

방광훈련을 할 때 고려해야 할 것은 다음과 같다.

* 배뇨달력을 걸어 두고 매일 방광훈련 프로그램에 따라 시간표에 배뇨상황을 기록한다(시간, 양, 패드 사용 수, 케겔운동한 시간, 수분섭취량 등).
* 정해진 시간에 따라 화장실에 간다.
* 정해진 시간에 소변이 보고 싶지 않아도 화장실에 가서 골반근육을 이완시키고 소변을 보도록 한다. 이것은 방광이 시간표에 순응하도록 하기 위함이다.

소변이 급하게 보고 싶다가도 조금 있으면 보고 싶은 느낌이 없어진다(마치 파도처럼 소변보고 싶은 감각이 최고도로 올라갔다가 내려온다). 소변이 급하게 보고 싶다고 화장실에 가지 말고 심호흡을 하면서 가만히 있으면 소변보고 싶은 느낌이 없어진다.

골반근육운동과 함께 하면 방광이 이완되는 것을 도와 더욱 효과가 있고 심호흡을 하는 것도 도움이 된다. 숫자를 100에서 거꾸로 1까지 세는 것도 좋고, 집중할 수 있는 간단한 게임을 하는 것도 좋은 방법이다. 이렇게 하면 방광을 비우지 않고도 소변 보고 싶은 느낌이 들지 않게 할 수 있다. 그러고 난 후 시간표에 정해진 시간에 천천히 화장실에 간다.

식이요법

식이요법을 통한 요실금 완화법은 스트레스성 혹은 급박성 요실금, 여성이나 남성 모두에게 적용된다.

간단한 식이요법을 살펴보면 다음과 같다.

* 커피, 차 등 카페인 섭취를 제한한다: 커피나 차에 함유된 카페인은 방광을 자극하여 방광수축을 불안정하게 한다. 카페인은 이뇨작용으로 소변 양을 증가시킨다.
* 알코올 섭취를 제한한다: 알코올은 방광을 불안정하게 하므로 술 마시는 것을 줄이거나 금한다.
* 수분섭취를 많이 한다: 수분은 소변이 농축되는 것을 막으므로 많이 섭취하는 것이 좋다. 소변이 농축되면 색깔이 갈색으로 진해지고 냄새가 많이 나며 세균이 자랄 수 있는데, 이것이 방광을 자극한다. 진하고 냄새나는 소변은 수분섭취가 적다는 것을 의미한다. 또한 수분섭취는 변비를 예방하기도 한다. 대장이 변으로 꽉 차 있으면 방

광을 압박하여 실금할 수 있다. 수분섭취와 함께 섬유질 식이도 변비를 예방한다. 수분섭취는 매일 6잔의 냉수를 마신다. 포도, 사과나 크렌베리 주스를 마시는 것이 좋으며, 오렌지나 감귤, 자몽 등 신맛이 나는 주스는 방광을 자극할 수 있으므로 피한다.

* 담배를 피우지 않는다: 니코틴은 방광을 자극한다. 흡연자가 비흡연자보다 요실금이 2~3배 더 많으므로, 요실금이 있는 사람은 금연하는 것이 좋다.

바이오피드백 및 전기자극 치료

바이오피드백과 전기자극 치료는 골반근육의 수축 정도를 감지하는 기구를 질 속에 넣고 자신이 수축 정도를 눈으로 보면서 골반근육운동을 하므로 그 효과를 확인할 수 있다. 이 방법은 의사, 조산사, 간호사, 물리치료사와 함께 하는 것인데, 골반근육운동을 돕기 위해서 중량이 있는 질 콘(vaginal corn, 질에 삽입하여 괄약근 운동을 돕는 원뿔모양의 도구)을 사용할 수 있다.

수술치료

행동요법으로 요실금이 완화되거나 치료되지 않을 때는 수술치료를 한다. 수술의 기본원리는 복압이 증가할 때 방광 입구나 요도 중간부를 지지하여 소변이 새는 것을 막아주는 것이다.

요실금의 원인과 종류에 따라 치료방법도 다르므로 수술치료를 위해서는 정확한 진단을 위한 사전검사가 필요하다. 정확한 배뇨일지와 문진표, 내과병력, 수술력 등 개인병력과 요검사, 방사선검사, 초음파검사, 요역동학 검사 등 특수검사를 하여 다른 질병과 감별진단을 한다.

여러 가지 수술방법이 있지만 질을 절개하여 요도 중간 아래 그물망을 넣어 지지하는 수술이 현재 가장 보편적 방법이다. 이는 질을 통해 이루어지므로 흉터가 남지 않는 장점이 있고 치료 효과가 좋다.

이 밖에도 약물치료가 있는데 이는 급박성 요실금일 때 근육의 긴장을 이완시켜 요의가 생기지 않도록 하는 것이다.

요실금이 계속되면 외음에 염증이 생길 수도 있으므로 외음을 흐르는 물로 깨끗이 씻고(샤워기로 씻는 것이 좋다), 내의를 자주 갈아 입어 냄새가 나는 것을 방지한다. 어떤 치료방법을 결정하더라도 케겔운동은 치료나 치료보조요법으로 효과가 있다.

골다공증: 피할 수 없는가

골다공증(Osteoporosis)의 'Osteon'은 그리스어로 '뼈'라는 뜻이며, 'porosis'는 작은 구멍을 의미한다. 즉, 뼈에 작은 구멍이 뚫려 쉽게 금이 가거나 골절이 일어나고, 접질리거나 압박되어 아프고 움직이기 어려운 경우를 말한다. 이러한 변화는 폐경기 이후에 잘 나타난다.

골다공증은 왜 일어나는가

우리의 뼈는 일생을 통해 지속적으로 골 내부에서 새로운 뼈가 생성되고 오래된 뼈는 파괴되어 없어진다. 뼈에는 새로운 뼈를 생성하는 조골세포와 묵은 뼈를 파괴흡수하는 파골세포가 있는데, 사람의 연령과 필요에 따라 조정되고 균형을 이루어 나간다. 한창 성장하는 어린시절에는 조골세포가 파골세포보다 우세하여 뼈가 자라고 길어지고 튼튼해진다. 그러나 나이가 들면 여러 가지 원인(스트레스, 흡연, 칼슘섭취와 운동 부족 등)으로 파골세포가 우세하여 골이 약해진다. 이 과정에서 여러 가지 문제가 발생한다. 폐경이 되면 뼈의 생성에 비해 파괴가 빨라져서 뼈가 약해지고 그 결과 골다공증이 생기게 된다.

뼈의 신진대사는 생성과 파괴가 동시에 일어나는 복합적인 과정으로 조골세포는 뼈속의 콜라겐으로 그물과 같은 단백질 구조를 만들어 내고, 혈액 내의 칼슘이 단백질 구조물에 붙어 그물망의 구멍을 메워 단단해지면 뼈가 만들어진다. 반대로 파골세포에 의해 칼슘이 분해되어 빠져나가면 뼈는 구멍이 뚫리고 약해지고 심하면 그물망이 끊어져 구멍이 커지고 쉽게 골절이 일어난다.

우리가 먹은 칼슘은 소화기관을 통해 혈관으로 들어가고 혈관으로부터 뼈로 들어가 골밀도를 치밀하게 하고 뼈를 더 강하고 길게 한다. 반대로 칼슘의 섭취가 부족하면 뼈에서 칼슘이 녹아 혈액으로 들어가 혈중 칼슘 농도를 유지하는데, 이렇게 되면 뼈가 약해진다.

운동도 뼈의 형성에 관계된다. 운동이나 육체적 노동을 하면 뼈가 강해지고 반대로 운동을 하지 않으면 약해진다. 그러므로 뼈를 튼튼하게 하기 위해서는 칼슘섭취와 함께 운동이 필요하다.

칼슘은 뼈를 튼튼하게 하는 것 외에도 혈액에 녹아 여러 장기에서 여러 기능을 한다. 즉, 근육을 긴장시키고 심장의 기능을 좋게 하며, 신경충동의 전달, 혈괴형성 등 다양하다. 또한 우리 몸의 여러 분비선의 기능을 정상화하고 뼈와 소화기관을

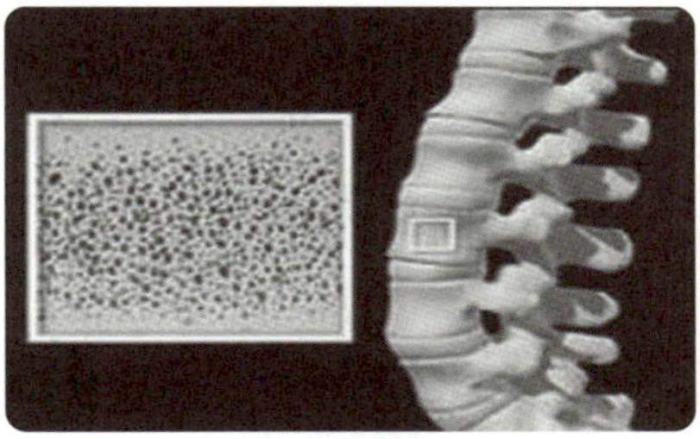

정상 골밀도

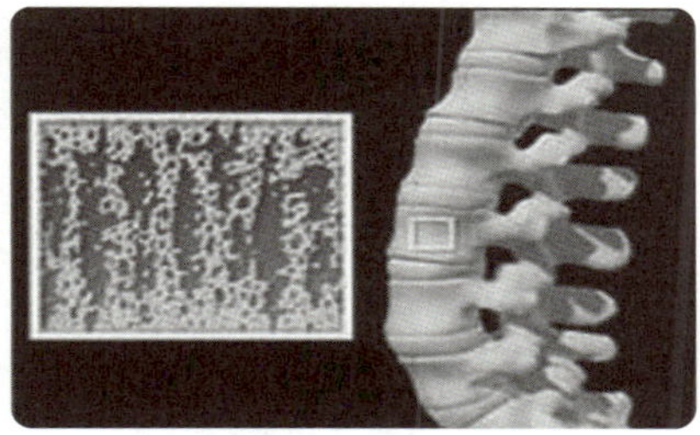

골다공증이 있는 골밀도

통해 배출됨으로써 혈액 내 칼슘 수준을 안정시킨다.

우리나라에 골다공증환자는 5명 중 4명이 여성일 정도로 여성에게 특히 많다. 여성은 폐경기가 되면 에스트로겐 생산이 줄어들어 혈중 에스트로겐 수준이 낮아진다. 에스트로겐의 여러 기능 중에는 골 형성을 촉진하는 석회화를 통해 뼈를 강하게 하는 기능이 있다. 그런데 폐경기가 되면 에스트로겐 수준이 낮아져 골 형성을 돕지 못한다. 에스트로겐이 충분치 못하면 뼈에 있는 칼슘이 급속히 녹아 뼈가 약해지고 그 결과 골절이 잘 일어난다.

골을 튼튼하게 하는 데 에스트로겐이 어떤 역할을 할까

에스트로겐은 조골세포를 자극하여 뼈의 형성을 돕고 파골세포에 의한 골 흡수를 방해하여 골 형성과 골밀도를 높인다. 혈중칼슘의 농도가 높으면 이를 낮추기 위해 갑상선에서 분비되는 칼시토닌의 혈중농도를 증가시켜 골 흡수를 억제한다. 또한 혈중 활성 비타민 D의 농도를 증가시켜 장내에서 칼슘의 흡수를 억제하고 신 세뇨관에서의 칼슘의 배설을 억제한다. 따라서 에스트로겐이 결핍되면 골 흡수와 요 중 칼슘의 배설이 증가하고 칼시토닌의 생산이 줄어 골다공증을 일으킨다.

왜 여성이 남성보다 골다공증이 많을까

여성은 임신을 할 수 있는 가임기간 동안 월경주기에 따라 에스트로겐이 계속 분비된다. 특히 임신 중에는 에스트로겐 수준이 가장 높다. 이것은 임신 중에 태아의 골 형성을 위해 어머니의 뼈에서 칼슘을 많이 잃기 때문에 어머니의 뼈를 보호하기 위한 우리 몸의 보상기전이다. 또한 출산 후 모유수유와 다음 임신을 위해 빨리 뼈를 복구시켜야 하기 때문에 임신기간 동안 에스트로겐 수준이 높다. 모유수유를 하는 동안 에스트로겐의 수준은 낮아지고 뼈에서 칼슘이 녹아 혈액을 통해 모유로 간다. 이렇게 임신과 모유수유로 여성의 뼈에서 칼슘을 잃어 뼈가 약해지는 것을 방지하기 위해 임신 중에 다량의 에스트로겐이 골 형성을 돕도록 만드는 것은 여성을 위한 자연의 놀라운 조화라 할 수 있다.

그러나 폐경이 되면 더 이상의 임신, 출산, 모유수유를 하지 않기 때문에 많은 양의 에스트로겐이 필요없어지므로 분비도 줄어든다. 이에 따라 골 형성에 대한 에스트로겐의 기능이 줄어들게 됨으로써 조골세포에 비해 파골세포가 더 많이 생성되어 골세포가 급격히 줄어들고 골다공증이 발생한다.

남성은 에스트로겐 생산과 감소 같은 급격한 변화가 없으므로 골다공증의 발생이 현저하게 눈에 띄지는 않는다. 그러나 남성도 갱년기가 되고 노화가 계속되면 골 생성이 줄어들어 골감소와 골다공증이 나타나게 된다.

폐경 후 에스트로겐 수준의 감소로 인한 골다공증은 백인, 아시아인, 갈색피부를 가진 인종이 흑인에 비해 약 25%가 더 많다. 흑인은 골다공증이 드문데 그 이유는 확실히 알 수 없지만 이들은 뼈가 강하기 때문에 골절이 잘 일어나지 않는 이점이 있다.

60대 여성은 허리가 아프다는 호소를 많이 하는데 이것은 척추의 칼슘이 손실된 결과다. 50대에 낙상을 하면 손목골절이나 가벼운 손상을 당하지만, 60대가 되면 복합골절이 일어나거나 척추가 심하게 압박되는 것을 볼 수 있다. 또한 키도 줄어든다. 70대 여성의 20%가 척추가 압박되는 것을 볼 수 있는데 그렇다고 하여 심하게 아프거나 불능이 오는 것은 아니다. 70대 여성에서 가장 심각한 것은 대퇴골절과 고관절골절이다. 70대 여성 가운데 15%가 대퇴골절을 당하며, 이중 1/3이 합병증으

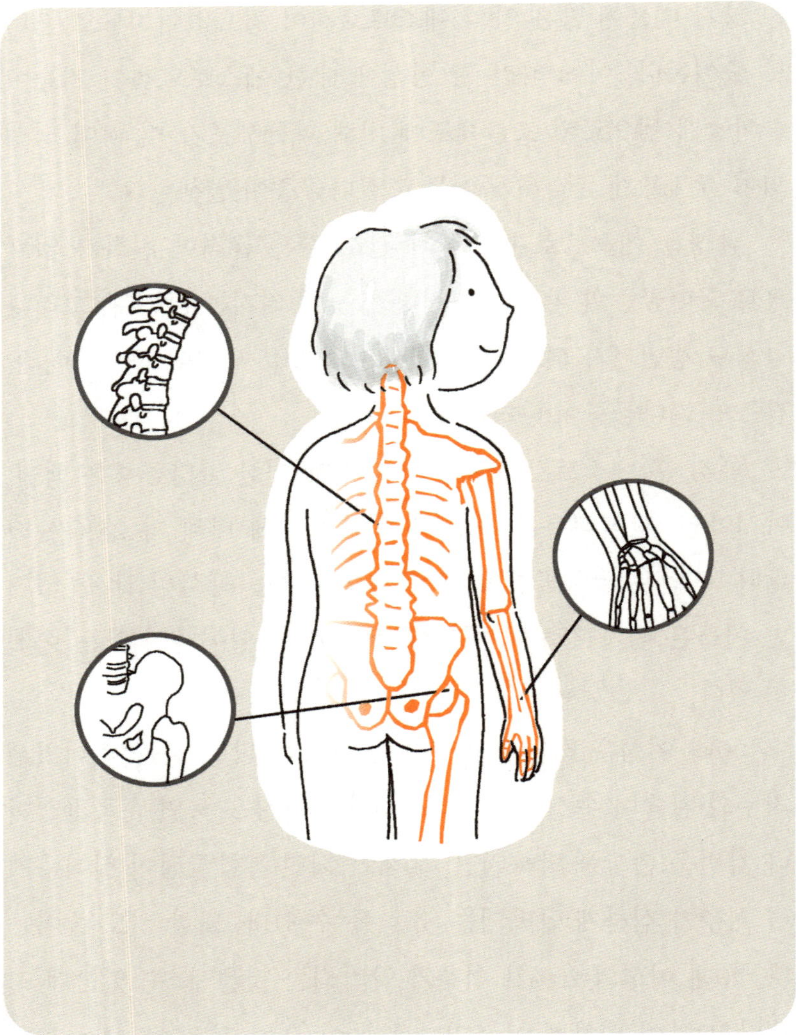

■ 골다공증으로 인한 골절이 잘 일어나는 부분

로 사망하게 된다. 비록 사망까지는 가지 않더라도 일상생활이 어렵고 남의 도움을 받거나 일생 누워서 살아야 하므로 요양소 생활을 해야 한다.

골다공증은 치아손실의 원인이 되기도 한다. 치아손실은 50세 이상 여성에게 흔하며, 흡연 여성은 더 심하다. 골다공증으로 하악골의 구조가 약해져 결과적으로 이가 빠지게 된다.

어떤 여성이 골다공증으로 인한 골절이 더 심하게 올까

골다공증의 위험요인은 유전과 의료적 요인, 생활방식 요인으로 나누어 볼 수 있다. 먼저 유전과 의료적 요인을 살펴보면 다음과 같다.

유전과 의료적 요인

* 흑인종 외에 모든 인종은 골다공증의 위험이 있다.
* 이전에 골절 경험이 있는 여성, 가벼운 낙상이나 넘어지거나 삔 적이 있는 여성은 이미 어느 정도의 골다공증이 있다.
* 여성친척 중에 골절을 입은 친척이 있는 여성은 가족적인 성향이 있기 때문에 골다공증이 유전된다.
* 지나치게 날씬하고 마른 여성은 근육이 적어서 근육이 많

은 뚱뚱하고 체중이 많이 나가는 여성보다 골다공증의 위험이 높다. 그 이유는 체중이 무거우면 중력이 몸을 잡아당기므로 뼈와 근육이 많은 일을 해서 뼈가 더 많은 칼슘을 갖게 된다. 체중이 많이 나가는 사람은 몸의 지방층이 에스트로겐을 생산하므로 골다공증을 예방한다. 마르고 담배를 피우는 사람은 뚱뚱하고 담배를 피우지 않는 사람보다 골다공증에 걸릴 위험도가 훨씬 높다.

* 그 외에 조기 폐경된 여성, 궤양이나 장염으로 만성설사를 하는 여성, 장 절단 수술을 받은 여성, 매일 특정 약물(호르몬제, 제산제 등)을 복용하는 여성들은 칼슘흡수가 어려워 골다공증의 위험이 크다.

생활방식 요인

일상생활습관이 골을 강하게 할 수도 있고 골다공증을 유발할 수도 있다.

* 과량의 음주: 알코올은 조골세포에 직접 영향을 미쳐 새로운 골의 생성을 억제한다.
* 흡연: 흡연하는 여성은 혈중 에스트로겐 농도가 낮아 골절 비율이 높다. 흡연이 난소에 나쁜 영향을 미치고 혈중 칼슘수준을 정상화하는 부갑상선을 손상시키기 때문이

다. 또한 흡연자는 비흡연자보다 체중이 적게 나가고 게으르고 운동을 싫어해서, 그렇지 않은 사람보다 골다공증의 위험이 높다.

* 운동부족: 오랜 질병으로 운동을 하지 않으면 골에서 칼슘이 감소되어 뼈와 근육이 약해진다. 반대로 걷기, 달리기, 뛰기, 춤추기 등 유산소운동을 하는 사람은 에너지가 골의 발육과 석회화를 자극하여 뼈를 튼튼하게 한다. 팔도 다리와 마찬가지로 운동이 필요한데 테니스, 배드민턴, 수영, 아령 들기 등은 팔과 전신운동으로 에너지를 전달한다.
* 좌식생활: 골다공증은 최근의 좌식생활방식과 관련이 많다. 걷는 것보다 차를 타고 다니는 시간이 많고 무거운 것을 들지 않기 때문에 골에 에너지를 줄 기회가 줄어드는 것이다.
* 칼슘부족 식사: 식사는 골다공증을 유발하는 요인이 된다. 특히 탄산음료는 골에서 칼슘을 뺏어가므로 되도록 먹지 말고, 칼슘이 많이 들어 있는 음식을 먹어야 한다. 칼슘이 많이 든 음식으로는 유제품(탈지유, 저지방우유, 요구르트, 저지방 치즈), 연어, 케일, 참깨, 브로콜리, 두부, 녹황야채 등이다. 우리나라 사람은 우유를 먹으면 설사를 하는 경우가 종종 있는데 이것은 유당을 분해하지 못

하기 때문이다. 이런 경우는 요구르트를 마시는 것이 좋다. 요구르트는 탈지유를 발효한 것이기 때문에 다이어트에 좋고 우유보다 칼슘 이용률이 높다. 치즈도 발효식품으로서 소화가 잘 되며 칼슘이 많아 골다공증 예방에 좋은 음식이다. 칼슘이 많고 인이 적은 뼈째먹는 생선, 참깨, 시금치, 무청, 고춧잎, 케일 등 녹황야채를 매일 2가지 이상 섭취하고 해조류, 콩을 가공한 식품 등을 골고루 섭취하는 것이 좋다.

운동과 음식섭취는 십대 연령부터 꾸준히 지속해야 폐경기에 튼튼한 뼈를 가질 수 있다. 칼슘을 별도로 섭취할 경우는 매일 1,000~1,500mg을 섭취해야 한다. 음식으로 칼슘을 섭취할 경우는 35세부터 칼슘이 강화된 식이와 함께 500mg의 칼슘제재를 복용해야 한다.

* 비타민 D 부족: 비타민 D는 장으로부터 칼슘흡수를 돕는다. 비타민 D는 피부에서 합성되어 간에 저장된다. 최근에는 강한 햇빛이 피부암을 일으키고 노화를 촉진한다고 하여 햇빛을 가리고 생활하고, 실내활동과 긴 옷을 입어서 햇빛에 의한 비타민 D 합성의 기회가 적다. 그러므로 별도로 비타민 D를 보충해야 하는데, 비타민 D도 유제품에 많이 함유되어 있다. 특히 우유 240cc에는 100IU의 비타민 D가 함유되어 있다. 일반인은 400IU를 섭취하면

충분하다. 400IU의 비타민 D를 섭취할 수 있는 가장 쉬운 방법은 종합비타민을 복용하는 것이다. 이른 아침이나 늦은 오후의 햇빛은 돈을 전혀 들이지 않고 비타민 D를 공급받을 수 있는 가장 좋은 방법이다. 밖으로 나가지 않고 창문만 열어도 창을 통해 들어오는 햇빛은 비타민 D 공급에 유용하다.

* 과도한 단백질 식이: 과도한 단백질 섭취는 단백질의 최종산물인 황산이 소변을 통해 배출되는데 이때 신장은 산도를 유지하기 위해 칼슘을 배출시킨다. 따라서 과도한 단백질 섭취는 칼슘을 소변으로 배출시킨다. 특히 동물성 단백질이 그러하므로 단백질 섭취를 위해서는 육류보다 식물성 단백질, 특히 대두로 만든 두부, 된장, 콩가루 등을 섭취하는 것이 단백질은 물론 이소프레빈에 의한 에스트로겐을 합성할 수 있어서 좋다.
* 고염분 식이: 고염분 식이도 골다공증을 촉진한다. 염분은 신장을 통해 칼슘을 배출시킨다. 소변을 통해 계속해서 칼슘이 배출되면 골다공증이 발생할 수 있다.
* 출산 경험이 없음: 출산을 한 번도 하지 않은 여성은 임신 중 많은 에스트로겐의 분비로 골이 튼튼해지는 기회를 갖지 못하였으므로 골다공증이 될 위험이 더 크다. 특히 최근에는 아이를 적게 낳거나 낳지 않는 여성이 많아

서 이런 여성이 폐경이 되었을 때는 골다공증의 위험이 아이를 많이 낳은 세대의 여성보다 더 높을 것으로 예상된다.

* 카페인 음료: 과도한 카페인 섭취는 칼슘 배출을 촉진하므로 골다공증의 위험을 높인다. 카페인은 커피뿐만 아니라 차, 콜라, 초콜릿, 기타 음료에도 들어 있다. 1~2잔일 경우는 별 영향이 없지만 5잔 이상 마시거나 하루 종일 마실 경우 영향을 받는다. 카페인은 골다공증 외에도 만성적 불안, 불면, 유방낭종 등 건강에 좋지 않은 영향

골다공증과 골절을 증가시키는 요인

유전, 의학적 요인	생활방식 요인
비 흑인종	과량의 음주
과거 가벼운 골절경험	흡연
골다공증을 가진 여성친척	운동부족
키가 작고 마른 사람	칼슘부족 식이
조기폐경	비타민D 부족(식이, 태양, 약품)
위, 장 절제술로 인한 만성 설사	과도한 단백질 섭취
신장질환이나 투석	고염분 식이
코티손제제의 매일 복용	출산 경험이 없음
갑상선제제의 매일 복용	카페인 음료(하루 5잔 이상)
알루미늄이 함유된 제산제 복용	

을 미친다. 커피를 많이 마시고 흡연을 하고 마른 사람은 골다공증이 될 위험성이 매우 높다.

에스트로겐과 골다공증

에스트로겐은 골 소실의 진행을 지연시키고 골을 강하고 두껍게 하는 것은 사실이다. 많은 연구에서 에스트로겐 복용이 골절을 예방한다고 하여 의사들은 에스트로겐을 처방하고 있지만 또 어떤 의사들은 아무리 좋은 약이라도 부작용이 있으므로 여성에게 호르몬 치료를 하는 것은 안전하지 않다고 한다. 에스트로겐이 뼈의 건강에 중요한 역할을 하는 것은 분명하지만 하나의 요소일 뿐이며, 에스트로겐 대체요법을 사용하는 여성 중 일부는 여전히 뼈가 손실되는 것으로 밝혀졌다.

호르몬 치료는 치료를 하는 동안에만 골밀도를 유지시키고 치료를 중단하면 다시 골 손실이 시작된다. 운동도 마찬가지다. 그러므로 꾸준한 운동과 칼슘강화 식사 및 보충만이 골밀도를 계속 유지시킬 수 있다.

호르몬 치료를 하는 여성은 에스트로겐보다 프로게스틴(프로게스테론 제제)을 복용하는 것이 에스트로겐의 위험성을 줄이고 골 소실과 얼굴 화끈거림을 예방할 수 있다. 프로게스틴은 조골세포를 자극한다. 에스트로겐, 칼슘, 비타민 D와 함께 불소를 섭취하라는 의사도 있는데 이는 불소가 골 소실을 예방하기 때문이다. 그러나 너무 많이 섭취하는 것은 독작용이 있으므로 피해야 한다.

골다공증과 운동

운동은 골을 튼튼하게 하고 골다공증을 예방하는 가장 확실한 방법이다. 아이들을 보라. 아이들은 하루 종일 뛰어다니고 쉴 새 없이 움직이는데, 그것은 성장을 위한 본능적인 활동이다. 그런데 어른이 될수록 차츰 움직임이 줄어든다. 앉아 있는 시간이 더 많아지는 것이다. 현재 우리들은 옛날 사람에 비하여 거의 움직이지 않는다고 해도 과언이 아니다. 아이들도

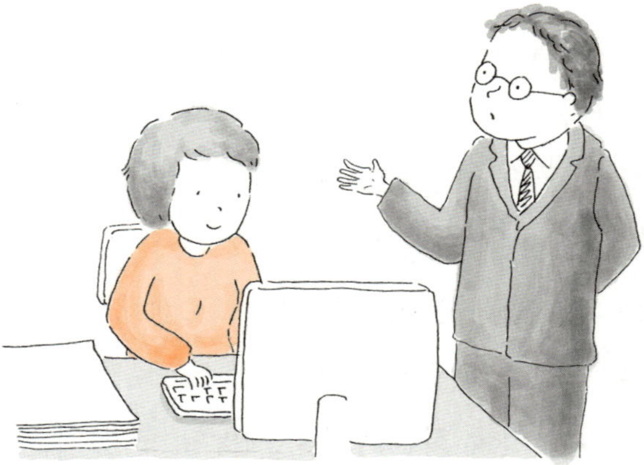

창이 없는 방이나 창이 있어도 커튼으로 햇빛을 가리고
하루 종일 앉아서 일을 하니 뼈가 자랄 시간이 없다.

나면서부터 차를 타고 다니고 놀아도 밖에서 뛰어놀기보다는 안에서 게임을 하거나 TV를 본다. 어른들은 더 말할 것도 없다. 직장에서의 일이 대부분 앉아서 하는 일이다. 길이나 건물의 지하가게, 창이 없는 방이나 창이 있어도 커튼으로 햇빛을 가리고 하루 종일 앉아서 일을 하니, 언제 뼈가 자랄 시간이 있겠는가. 앞으로의 세대는 골다공증이 더욱 심각해질 것 같아 걱정이다.

미국 Mayor 재단 연구소에서는 뼈를 건강하게 하고 골다공증을 예방하기 위한 5단계의 행동지침을 제시했다.

* 1단계: 올바로 먹기

  매일 권장량의 칼슘과 비타민 D를 먹어라. 칼슘의 1일 권장량은 1000~1500mg, 비타민 D는 400IU이다.

* 2단계: 운동

  체중이 실리는 운동과 근육을 강화하는 운동을 규칙적으로 하라. 체중이 실리는 운동은 중력에 반대되는 것으로 걷기, 뛰기, 줄넘기, 발끝이나 뒤꿈치로 서기 등이다. 근육강화운동은 아령들기, 자전거 타기, 수영 등이다.

* 3단계: 건강한 생활스타일을 유지하라.

  담배를 끊고 술의 섭취를 줄여라.

*4단계 : 의사나 간호사와 상담하라.

건강한 뼈를 유지하기 위해서는 의사, 불편한 점은 간호사와 상담하고 조언을 들어라.

*5단계: 정기검진을 하라.

골밀도 검사를 해서 골의 상태를 확인하고 필요하면 조기치료를 받아라.

미국 미네소타 주의 Mayo Clinic에서 소개하는 골다공증을 예방하는 가장 쉽고 간단한 운동은 '벽에 대고 똑바로 서기'이다.

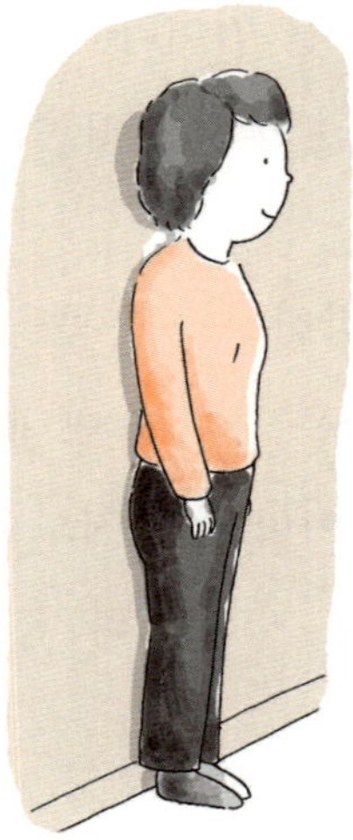

벽에 대고 똑바로 서기

이 운동은 골다공증 예방과 허리의 근육을 강하게 하고 자세를 균형 있게 유지하는 데 아주 좋은 운동이다. 노년기에 허리가 굽지 않고 똑바로 선 자세로 활기차게 걸어가는 모습은 아름다울 것이다.

운동 방법은 아주 간단하다.

왼쪽 그림과 같이 머리, 어깨, 엉덩이를 벽에 대고 발꿈치는 벽에서 5~8cm 정도 띄우고 등을 벽에 대고 선다. 턱은 앞으로 당기고 배와 엉덩이를 팽팽하게 조인다. 등으로 벽을 밀고 허리는 주먹 하나 들어갈 정도로 공간을 띄운다.

냉과 소양증: 말 못 할 고민

냉과 소양증은 여성이면 누구나 한번은 경험하는 것이다. 아프거나 생명을 위협하는 것은 아니지만 가렵고 축축하고 냄새나고 기분이 나쁘고 불편하기가 이루 말할 수 없다. 그렇다고 누구에게 물어볼 수도 없고 병원에 가기는 더더욱 싫다. 그러다 가끔 피가 묻어나면 '혹시 큰 병의 시초는 아닌가? 성병에 걸린 것은 아닌가?' 하고 불안해 진다. 이럴 때는 당장 병원에 가고 싶다가도 그 증상이 조금 없어지면 차일피일 또 미루게 된다.

냉은 왜 생기는 것일까?

이를 알기 위해 먼저 질의 생리적 변화를 알아보자.

질의 생리적 변화

여성의 질은 외음의 질입구에서부터 자궁경부까지 약 10cm의 근육으로 된 관이며, 안에는 빨래판과 같은 주름이 진 점막층으로 되어 있다. 이 주름은 초경에서부터 폐경까지의 기간 동안 난소에서 에스트로겐과 프로게스테론이 분비되어 주름이 더 두꺼워지고 글리코겐과 뮤신이라는 분비물이 생성된다.

위장에 유산균이 있듯이 질 내에는 되덜라인 간균(Döderline bacillus)이라는 정상세균이 있는데, 이 세균이 글리코겐과 작용하여 유산을 만들어 질 내의 환경을 산성(pH 4.5–5.5)으로 만든다. 이런 작용은 외부의 감염을 방지하고 질 내 다른 세균(소량의 포도상구균, 연쇄상구균, 대장균 등)의 번식을 억제한다.

질 내 산도는 월경주기에 따라 변하여 월경주기 14일을 전후한 배란기에는 산도가 약해져서 pH 6~7이 되는데 이것은 정자가 산성에 약하기 때문에 정자를 보호하기 위한 생식 본능이다. 이와 같은 주기적인 변화는 난소의 호르몬 분비에 영향을 받아 난소에서 에스트로겐과 프로게스테론의 분비가 줄어들면 글리코겐의 분비도 줄어든다. 이렇게 되면 질 내 정상세균인 되덜라인 간균의 수가 줄어들어 질 내 산도를 산성으로 유지하기 어렵고 이에 따라 다른 병균의 번식이 증가하고 외부로부터 감염이 될 기회가 많아진다.

이와 같은 생리적 기전에 따라 폐경기 이후 여성은 병균에 감염될 가능성이 높다. 또한 질벽이 얇아지고 질의 길이도 짧아져서 방어능력도 떨어진다. 그 결과 노인성 질염이 될 가능성이 높아진다.

사춘기 이전의 어린이도 호르몬 분비가 없어 질 내 산도가 약하므로 다른 병균의 감염을 받기 쉽다. 그러나 어린이는 자라면서 사춘기가 되어 호르몬이 분비되면 자연히 치료가 되는데 노인은 그렇지 못하다. 그러므로 노인과 어린이는 특히 생식기를 청결히 하고 질병에 감염되지 않도록 잘 관리해야 한다.

정상적인 냉과 비정상적 냉

우리가 흔히 냉이라고 부르는 것은 질 분비물이다. 냉(冷)이라는 말은 우리나라 민간질병으로 여성이 생식기를 차게 하면 발생하는 것이라고 한 데서 유래한 것이다. 자손을 번성케 하기 위해 여성의 질과 자궁은 따뜻해야 하는데 이곳이 차(冷)면 탈이 나서 냉(冷)이 나온다는 것이다.

냉이 있으면 대개는 소양증(가려움증)이 있다. 가임기의 여성은 월경주기에 따라 정상적으로 어느 정도의 냉이 있다. 월경주기에 따른 질 분비물의 변화를 보면 월경이 끝난 직후에는 아무 분비물이 없다가 월경주기 14일을 전후하여 배란기가 되면 맑은 냉이 분비된다. 마치 계란 흰자와 같이 맑고 투명하며 약간 미끈거리는 특징이 있다. 이러한 냉은 정상적인 것으로 정자가 질 내를 잘 통과하도록 돕는 우리 몸의 생리적인 작용이다.

냉이 분비된다는 것은 난소에서 배란이 된다는 의미이므로 배란기에 냉이 있는가 없는가를 관찰하여 불임진단에 활용하기도 한다. 또한 피임을 할 때에도 이러한 변화가 있을 때 성관계를 피하면 임신을 피할 수 있다(그러나 이 기간이 정확하지 않으므로 이 방법만 사용할 경우 피임 실패율이 높다). 이후 질 분비물은 줄어들고 진해지면서 차츰 흰색에서 갈색으로 변하고 월경으로 연결된다. 이것이 정상적인 냉이다.

이것과 다른 것은 모두 비정상적 냉으로 정상과 구별할 수 있어야 한다. 한 달간 속옷을 잘 관찰하면 냉의 변화를 알 수 있고 정상과 비정상을 구별할 수 있다. 비정상적인 냉은 색깔이 희고 농도가 진하고 때로 녹황색을 띤다. 그리고 월경주기와 관계없이 많이 나오고 생선 썩는 냄새가 난다. 냉은 외음의 피부를 자극하기 때문에 당연히 소양증(가려움증)이 뒤따른다.

비정상적 냉은 칸디다증이나 트리코모나스성 질염, 또 여러 종류의 성병, 궤양성 질염 등일 경우에 나타난다. 냉이 계속되고 냄새가 나면 아무리 싫어도 병원에 가야 한다. 늦어지면 호미로 막을 일을 가래로도 못 막을 경우가 있다.

흔히 여성들은 뒷물을 할 때 비누를 쓰는 경우가 있는데 비누는 질 내 산도를 더욱 약하게 하여 질내 환경을 알카리화하므로 사용하지 말고 대신 식초를 사용하는 것이 효과적이다. 즉, 전용대야를 마련하여 깨끗이 닦아 물을 200cc(페트병 한 병)에 식초 3큰술을 타서 가급적 항문이 닿지 않게 앞으로 앉아 좌욕하면 소양증이 놀라운 듯이 사라지고 질 분비물도 줄어든다.

이것은 질내 환경을 산성화하는 데 도움이 되기 때문이다. 질병이 없는 단순 냉과 소양증일 경우에는 이 방법으로 충분히 치료가 된다. 질병이 있을 경우에도 치료와 함께 이 방법을 같이 쓰면 효과가 더 좋다.

냉과 소양증

냉과 소양증은 동시에 오는 경우가 많은데 냉이 외음부를 자극하기 때문에 가려움증이 생기는 것이다. 그러나 가렵다고 긁으면 더욱 가렵고, 피부에 상처가 생겨서 2차 감염이 발생할 수 있다. 냉과 소양증은 여러 원인으로 발생할 수 있는 데 질병이 아니라도 스트레스와 같은 정서 변화나 당뇨병 같은 만성질환, 화학섬유로 된 의복, 세정제, 화장품의 자극, 그리고 간혹 이(爾)가 있어 가려울 수 있다.

질 내는 정상세균 외에 여러 병균이 상존하고 있어 질 내 산도가 약해지고 병균이 살기에 좋은 환경이 되면 번식하여 질병을 일으킨다. 병균이 좋아하는 환경은 어둡고 습하고 공기가 잘 통하지 않는 곳이다. 대부분의 병균은 혐기성균으로 공기를 싫어한다. 질 내는 어둡고 습하므로 공기가 잘 통하지 않으면 병균이 번식하기 아주 좋은 환경이 된다.

요즘 여성들이 몸에 꽉 끼는 스키니 바지를 입는 것은 생식

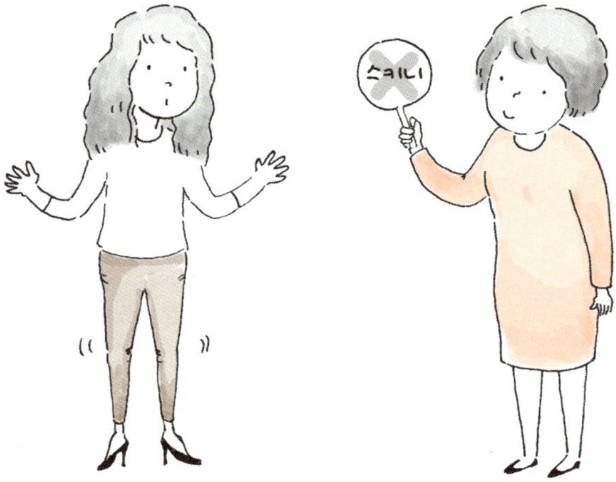

몸에 꼭끼는 스키니 바지를 입는 것은 여성 건강에 매우 나쁘다.

기 건강에 매우 나쁘다. 공기가 통하지 않아 질 내 병균이 번식하여 냉과 소양증은 물론 곰팡이균, 원충, 대장균, 포도상구균, 연쇄상구균에 의한 질염이나 경관염이 될 가능성이 높기 때문이다. 그러므로 속옷은 항상 공기가 잘 통하는 면속옷과 헐렁한 옷을 입는 것이 좋다. 간혹 속옷을 세탁할 때 남아 있는 세정제나 섬유유연제가 외음을 자극하여 외음 피부염이나 소양증을 일으킬 수 있으므로 속옷을 세탁할 때는 삶아서 빨고 잘 헹구어 비눗기를 충분히 빼야 한다. 합성섬유로 된 속옷은 몸에 너무 붙어 공기가 잘 통하지 않고 삶아 빨 수 없으므로 좋지 않다.

샤워를 할 때 사용하는 비누도 자극이 될 수 있는데, 특히 거품목욕은 질 내로 비눗물이 들어가 질 내 산도를 변화시켜 병균의 번식을 쉽게 하므로 쓰지 않는 것이 좋다. 요즘은 고체형 비누보다 액체형 비누를 많이 사용하는데, 필자는 액체형 비누를 권하고 싶지 않은데 액체형 비누는 잘 분해되지 않아 수질오염을 더 많이 시키기 때문이다.

어떤 여성은 외음과 질에서 나는 냄새를 싫어하여 화장품을 사용하거나 향수를 뿌리는 경우가 있다. 이것은 오히려 외음을 자극하고 질의 화학적 성분을 변화시켜 냉과 소양증을 일으킬 수 있다. 생식기에서 나는 냄새는 동물의 종족보존을 위한 수단처럼 호르몬에 의한 냄새이므로 나쁘다고 할 수 없다.

그러나 땀이 났는데 씻지 않거나 속옷을 자주 갈아입지 않고 불결하여 이가 발생하고 가렵고 악취가 나는 경우가 있다. 매일 한 번씩 외음과 회음, 항문을 씻고 속옷을 갈아입어야 한다.

외음을 씻을 때는 흐르는 물에 앞에서 뒤로 씻어야 한다. 여성은 남성과 달리 외음과 항문 사이가 가깝고 질입구와 요도입구가 가까우므로 항문에 있던 대장균이 질이나 요도로 들어갈 경우 감염을 일으킬 수 있다. 특히 요도는 질과 달리 어떠한 세균도 없는 무균적인 곳이므로 감염이 되면 요도를 거쳐 방광염이 되고 심하면 신우신장염까지 확대될 수 있다. 그러므로 외음을 씻을 때는 반드시 앞에서 뒤로 씻고 한 번 쓴 물은 다시 쓰지 않는 것이 좋다. 샤워기를 이용하여 씻는 것이 편리하다.

외음을 씻을 때뿐만 아니라 대변을 본 후 항문을 닦을 때도 여성은 항상 앞에서 뒤로 닦아야 한다. 여자들은 어렸을 때부터 양치질 방법을 배우는 것처럼 올바른 뒷물 방법을 습관화하는 것이 바람직하다.

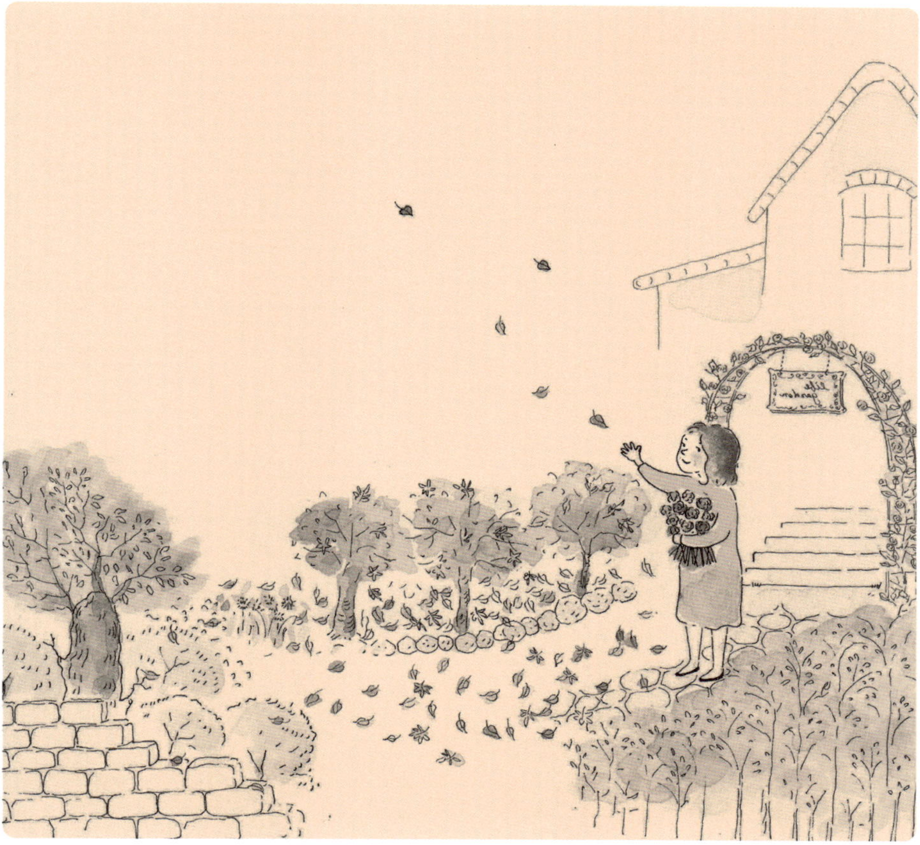

Part 2

멋진 인생

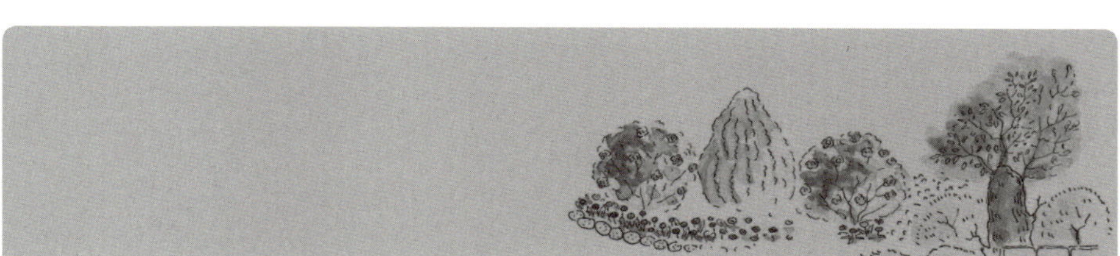

인생을 활기차게: 운동과 취미생활

저녁에 운동장이나 공원에 나가보면 많은 여성들과 만나게 된다. 빠른 걸음으로 걷거나 뛰기, 뒤로 걸어가기 등 방법도 제각각이고 운동을 하는 목적도 다양하다. 젊음을 유지하거나, 비만에서 벗어나기 위해서, 골다공증을 예방하기 위해서, 만성질병을 예방하기 위해서 열심히 운동하는 중년여성들의 모습은 건강하고 활기차 보인다.

운동은 폐경기 여성에게 가장 좋은 활동이다. 운동은 안면홍조와 얼굴 화끈거림, 땀, 질과 요도가 얇아지고 염증이 생기는 것, 우울증, 불면증, 골다공증, 심맥관계질환의 위험을 줄이고 예방하게 한다. 또한 피부, 폐, 소화기계, 신경계, 체지방 같은 우리 몸의 정상 노화의 속도를 지연시키는데, 실제로 많은 노화증상이 신체 활동 부족에서 온다. 현대인들은 주로 좌식생활을 한다. 그래서 걷거나, 들거나, 스트레칭 등의 몸의 움직임이 부족하다. 당연히 순환도 잘 안 되고 호흡도 짧다. 몸은 약한데다 근육과 관절은 뻣뻣하고 항상 피곤하고 우울하다. 이런 증상을 개선하는 데는 운동이 가장 좋은 방법이다. 그렇다면 중년여성에게는 어떤 운동이 적합한가?

여성에게는 유산소 운동과 근력과 근 지구력을 강화시키는 운동이 필요하다.

여성의 체지방(26%)이 남성(14%)보다 높은 것은 에스트로겐 때문이다. 그리고 안드로겐과 테스토스테론의 분비가 부족하여 남성보다 근육량이 부족하다. 혈액량과 적혈구 수도 남성보다 적어서 지구력 테스트를 하면 산소를 운반하는 능력이 떨어지는 것을 볼 수 있다. 남성은 근육이 발달하여 약간의 근수축으로도 근육에 혈액이 공급되지만, 근육량이 부족한 여성은 근육에 혈액을 공급하기 위해서는 높은 강도의 운동이 필요하다.

중년여성들이 할 수 있는 운동은 걷기, 등산, 수영, 요가, 골프, 테니스 등 다양하다. 그러나 운동 효과를 제대로 얻으려면 다음과 같은 몇 가지 기본원칙을 지켜야 한다.

첫째, 여성의 체력과 연령에 맞는 적절한 강도로 운동을 한다. 적당한 운동 강도는 1분 동안의 심박동 수와 자각적인 운동 강도로 표현된다. 운동의 강도가 강해질수록 심박동 수가 증가하지만 이 심박동 수도 일정 시점까지 도달하면 더 이상 늘지 않고 운동을 못하는 상태에 도달하게 된다. 이때 심박동 수를 최대 심박동 수라고 하며 공식적으로 220에서 자기 나이를 뺀 수이다. 예를 들면, 50세인 여성의 최대 심박동 수는 170회/분이다. 권장하는 운동 강도는 최대 심박동 수의 60~85%이므로 심박 수 110회 정도를 유지하는 정도의 운동이 권장된다. 자각적인 운동 강도를 기준으로 하면 '약간 힘들다' 고 느껴지는 상태인데, 운동하면서 말은 할 수 있으나 노래는 못하는 정도다. 폐경여성에게는 자각적인 운동 강도를 기준으로 하는 것이 안전하다. 폐경으로 근력이 약화된 여성은 자기도 모르게 무산소 운동을 하게 되므로 힘들다고 느낀다. 최대 맥박수를 고려한다면 중년여성의 운동 빈도와 강도는 일주일에 3회, 한 번에 45분을 넘지 않는 범위가 적당하다.

둘째, 산소의 소비량을 늘릴 수 있는 유산소 운동이 바람직하다. 모든 운동이 다 그렇듯이 5분 정도로 가벼운 준비운동을 한다. 그리고 운동에 익숙해진 몸으로 강도를 높여 본 운동을 하게 되면 운동능력이 훨씬 향상된다. 5~10분 정도의 마무리 운동으로 피로가 쌓이지 않도록 한다.

중년여성에게 운동은 스트레스의 배출구가 되기도 한다. 같이 운동하는 동료에게 속상했던 일들을 털어 놓으며 때론 남편을 욕하기도 하고 아이들에게 무시당했던 감정들을 날려 보내면서 가슴이 후련해지는 것을 경험한다. 다른 사람도 나와 비슷한 경험, 오히려 나보다 더한 어려움이 있다는 것을 알면 보상심리가 생겨 마음이 한결 너그러워진다.

운동으로 얻어지는 것은 튼튼해진 육체뿐 아니라 강한 근육만큼 활기차고 대담해진 마음이다. 폐경 전 여성이 근력운동

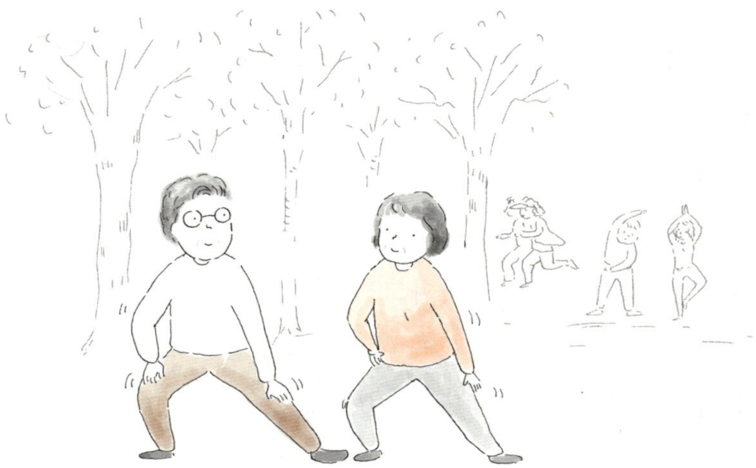

규칙적인 운동으로 체력을 키워야 한다.

을 몇 주일 한 결과, 활기차고 자신감에 넘치는 모습으로 변하고 골밀도도 증가되었다는 연구결과가 이를 증명한다. 여성 자신도 운동으로 기운이 나고 삶의 활력소가 되었다고 말한다.

그러나 평소에 운동을 하지 않던 여성이 폐경기에 접어들면서 갑자기 운동을 하게 되는 경우에는 무리한 운동으로 오히려 병을 얻는 결과를 낳을 수도 있다. 운동을 통해 탄력 있는 몸매와 힘 있고 팽팽해진 근육을 유지하고 싶은 생각은 누구나 있다. 그러나 운동으로 외모를 가꾸는 것과 건강은 반드시 일치하지는 않는다. 운동을 처음 하는 사람이 평소 운동을 즐기던 사람과 속도, 수준을 맞추려는 것은 몸에 무리를 가져올 수 있다. 피곤한데도 아직 건재하다는 것을 과시하기 위해 무리한 운동을 하다가 심장마비나 뇌졸중으로 이어지는 경우가 종종 있다. 휴식과 운동의 적절한 균형과 나이에 맞는 운동 강도가 전제되지 않으면 운동은 독이 될 수 있다. 강인함은 체력에서 비롯되므로 규칙적인 운동으로 체력을 키워야 한다.

사람이 자신이 원하는 일을 한다는 것은 중요하다. 보람도 느끼고 자신에게 만족을 주는 일이라면 살아가는 데 필수적인 것이다. 그러나 그런 모습으로 산다는 것이 중년이 된 지금 결코 쉬운 일은 아니다. 어떤 사람은 시간이 없을 수도 있고, 어떤 사람은 마음의 여유가 없을 수도 있다. 경제력이 뒷받침되지 않아서 못하는 경우도 있다.

40대에 들어선 중년여성은 종종 마음이 심란하다. 무엇을 해보려 해도 자신이 없고 매사에 짜증나고 우울하다. 수영장으로, 문화센터로 여유롭게 마음껏 즐기며 원하는 것은 뭐든지 하고 다니지만 그럴수록 마음의 허전함은 채워지지 않는다. '무엇이 되었든 관심분야를 찾아서 몰두하다 보면 좀 더 폭넓은 시야를 가질 수 있을 텐데…….' 하면서도 선뜻 실제로 옮기지 못한다. 이럴 때는 가벼운 마음으로 취미생활을 시작하는 것이 좋다. 처음에는 취미생활 모임에 빠지지 않고 참석하는 것으로 만족하는 게 좋다. 그러다 재미가 생기면 몰두하는 시간을 늘리고, 하다 보면 직업으로 연결되기도 한다.

중년여성은 즐거움을 가져다 줄 수 있는 것이 가족 말고도 있다는 것을 깨닫게 된다. 매사에 우울하고 아프다고만 하던 중년여성이 활기차게 변하는 모습은 가족들까지 행복하게 만든다. 밖으로만 돌던 남편이 가정으로 돌아오고 은근히 아내와 함께하는 시간을 즐거워한다. 그리고 부부가 함께 취미생활을 즐기는데, 등산이나 운동, 여행 등의 취미생활을 같이하면서 부부는 일상의 소소한 이야기와 지나온 날들을 얘기하게 된다. 그동안 소원했던 관계도 좋아진다. 자녀가 부모를 떠나는 그 순간이 끝이 아니다. 이 시기는 중년의 부부가 새로운 시작을 할 수 있는 순간이다. 이 순간을 자기 것으로 만들어야 한다. 기회는 위기와 함께 오기 때문이다.

일본 중년여성들을 보라. 한류배우 배용준이 연기한 준상이를 잊지 못해 '겨울연가'의 촬영지를 찾는다. 10대의 청소년도 아닌 중년여성들이 자신보다 한참 어린 나이의 외국 연예인을 보고 마음 설레어 하는 모습을 보면 중년에도 저런 열정이 남아 있었나 하고 감탄하게 된다. 다른 사람의 눈치를 보지 않는 그들의 모습은 당당하기까지 하다.

흐르는 세월은 기다려 주지 않는다. 계속해서 자신을 억누르고 살았던 모습에서 이제는 마음과 행동을 자유롭게 펼쳐 보자. 문제는 내가 하고 싶은 것이 무엇인지를 아는 것이지 남의 눈을 너무 의식할 필요가 없다. 그동안 공들인 자식들이 멀어져 가는 것을 안타까워할 일이 아니다. 자신과 가까워질 수 있는 기회가 온 것이다.

취미 하나 없이 지금껏 무료하게 살아왔다면 앞으로 남은 인생이 무료해지고 무기력해지기 전에 즐겁고 신나는 일을 찾아보자. 좋아하고 잘 할 수 있는 취미는 삶을 즐겁게 해 준다. 그러나 문제는 중년이 되어서도 여전히 내가 뭘 하고 싶어 하는지 모른다는 것이다. 먼저 자신이 좋아하는 것이 무엇인지 탐색해 보고 도전해 보자. 자신이 하고 싶은 일을 찾은 중년여성은 기쁨을 이렇게 표현한다. '욕구를 느낀다는 게 살아있다는 느낌이 아닐까요?' '하고 싶은 일이 있다는 게 그래서 좋은가 봐요.'

노년에 혼자 남을 때를 준비해야 한다. 이때를 위해서 혼자 노는 법도 배워야 한다. 그렇지 않으면 늘 누군가에게 시간과 관심을 구걸하게 된다. 수영 같은 경우 혼자 할 수 있다는 장점이 있다. 다른 사람과 같이하는 취미도 좋다. 스포츠 댄스, 배드민턴 같은 활동적인 것부터 명상 캠프 같은 정적인 것도 좋다.

보통 노년기의 어려움으로 빈곤, 질병, 고독, 소외, 무위를 꼽는다. 노년기는 여가의 시기다. 취미와 여가활동을 찾아서 고독과 소외, 무위의 노년이 아니라 여유 있고 즐거운 노년이 되도록 하자. 젊었을 때 다양한 여가활동 경험이 있는 사람은 노년기에도 역시 여가활동을 즐기게 된다. 돈과 시간을 쓰면서 자신의 여유, 자신의 휴식을 취한다는 것이 사치스럽게 여겨지지 않는다. 삶의 속도는 다른 누가 만들어 주는 것이 아닌 자신이 조절하는 것이다. 만약 취미가 있다면 망각의 즐거움도 자주 느끼게 될 것이다. '몰두'를 조금 다르게 표현하면 '망각'이라고 할 수 있다. 취미에 전념할 때만큼 걱정으로부터 자유롭게 해 주는 것은 없다. 이때만큼은 복잡한 세상일들을 잠시라도 잊을 수 있다. 어딘가에 몰두해 있는 사람의 모습이 가장 아름답다.

한경화 씨는 이렇게 말한다.

> "남편과 자식과 가정살림에 얽매이지 않고 자신만의 생활을 갖고 싶다. 자녀문제가 해결되면 나름대로 나의 여가를 잘 활용해서 생활하려고 한다. 알뜰하게 저축하며 살던 일을 피하고 편안하게 살고, 쓰면서 즐겁게 사는 것이 좋다. 내 자신을 위해서 돈을 쓰고 몸치장도 하고 인생을 즐기며 살고 싶다."

중년에 갖게 된 취미는 남은 인생의 동반자가 된다. 자전거와 사랑에 빠져 세계일주를 하게 되고, 컴맹이었다가 이제는 자신의 블로그를 꾸미는 재미에 푹 빠진 경우도 있다. 가계부도 안 쓰던 여성이 다이어리로 자기 시간을 안배하면서 그동안의 불필요한 소모적인 시간들, 무의미하게 보낸 시간들을 최대한 줄이면서 보람 있게 사는 여성도 있다. 바쁜 일상에 치여서 꿈만 꾸던 일들을 이제는 느긋하게 실행할 수 있는 시기다. 배우고 싶던 노래, 외국어, 악기, 춤, 그림, 운동 등 취미생활에 몰두할 수 있고 일정에 쫓기지 않고 자유롭게 여행을 즐길 수도 있다, 자기가 좋아하는 일이란 그 무엇이든 일이 아닌 휴식이 될 것이다.

중년 이후에 일이 더 필요하다는 것은 누구나 공감한다. 일이란 넓게 보수를 받는 일에서 자신이 좋아하는 모든 활동을 의미한다. 취미활동, 봉사활동, 운동 등 노력을 기울이는 다양한 활동이라고 할 수 있다. 이렇게 중년 이후의 시간은 자유를 이용해 자신이 일이라고 여기는 활동에 '재미' 를 느끼며 지내는 것이 중요하다.

더욱이 운동은 우리에게 힘과 활력을 준다. 운동으로 가꾸어진 매력과 건강을 지닌 중년여성에게 세월이 빗겨갔다는 소리는 최고의 찬사다. 우울하고 삶이 힘들어질 때는 오히려 신체활동을 늘리는 것이 좋다. 밝은 햇빛과 신선한 공기가 기분을 전환시킨다. 동네라도 한 바퀴 휘돌고 나면 기분이 한결 홀가분해진다. 자신이 좋아하는 음악을 크게 틀어놓고 몸을 흔드는 것도 기분전환이 된다. 옆집사람과 이야기를 나누면서 발걸음을 빨리 떼다보면 운동도 되고 스트레스도 풀린다. 아파트

계단을 오르내리거나 동네 뚝방길이나 고수부지를 걷는 것도 좋은 운동 방법이다. 아니면 집안에서 간단한 스트레칭을 할 수도 있다.

스포츠 댄스를 즐기는 것은 또 다른 맛과 멋을 준다. 요한 스트라우스의 왈츠에 맞춰 선남선녀가 빙글빙글 돌아가는 영화의 한 장면에 나도 동참할 수 있다는 것이 얼마나 멋있고 흥분된 일인가……. 비록 내가 비비안 리나 오드리 햅번은 아니라도 마음만은 그들 못지않다. 남편과 함께라면 더욱 좋지만 여자들끼리도 옛날 학창시절 포크댄스를 출 때처럼 파트너를

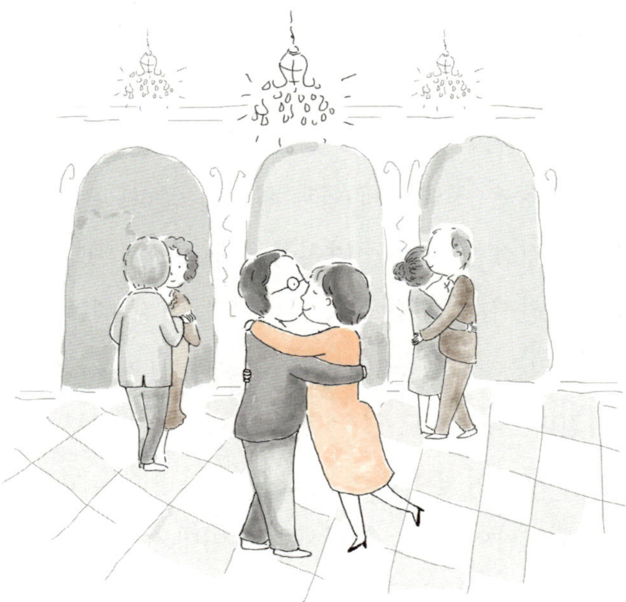

정해서 춤을 추면 생기와 활력이 난다. 5년째 댄스팀에서 춤을 추는 필자의 동창들은 동창회 때마다 공연을 하고 박수갈채를 받는다.

맛있게 멋있게: 비만을 조심하자

식욕은 건강의 상징이다. 몸이 좋지 않으면 식욕부터 떨어진다. 옛부터 잘 먹고 잘 자고 잘 배설하면 건강하다고 하였다. 먹는 것은 인간의 기본욕구로 배가 고프다거나 영양이 부족하면 먹을 것을 찾아 먹고 기본욕구를 충족한다. 그러나 맛있는 것을 먹는다는 것은 기본욕구 이상이다. 기본욕구가 채워져도 맛있는 것을 보면 또 먹고 싶어진다. 먹는 것 자체가 즐거움이기 때문이다. 좋은 분위기에서 좋은 사람들과 맛있는 음식을 기분 좋게 먹는다는 것은 행복감을 느끼게 한다. 그래서 세계

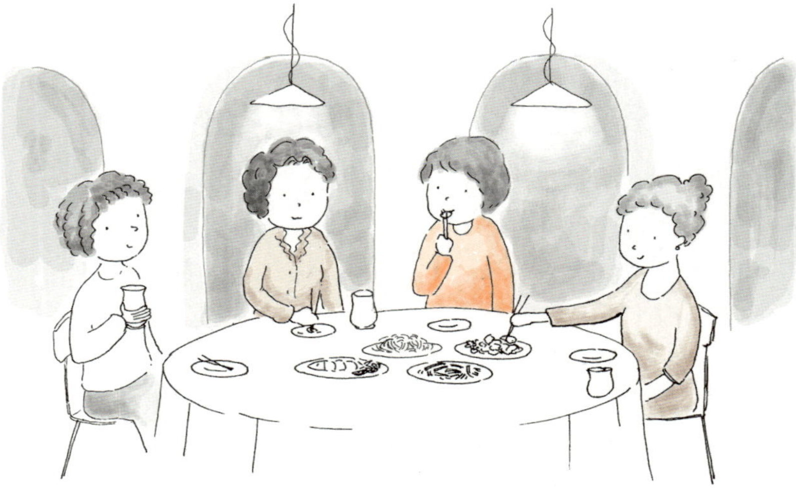

적으로 미식가, 식도락가가 있는 것이고 맛있는 음식을 찾아 여행을 하기도 한다. 맛있는 음식과 음식을 소개하는 책, 신문, 방송 프로그램이 늘어나고, 음식점마다 여성 특히 중년여성들이 가득하다. 이 행복한 순간을 누가 방해하랴!

먹는다는 것은 배고픔을 해결하거나 영양공급 그 이상이다. 함께 밥을 먹는다는 것은 밥 먹은 사람끼리의 정서적 유대감을 갖게 한다. 그래서 밥을 같이 먹고 나면 그 사람과는 훨씬 더 가까워진 느낌을 갖게 된다. 특히 우리나라는 한솥밥을 먹었다고 하면 한 식구, 한 가족을 의미한다. 그래서 가족을 다른 말로 식구(食口)라고도 한다. 어떤 회의를 할 때도 식전에 하는 것과 식후에 하는 것은 문제 해결에 현저한 차이를 가져온다. 배가 부르고 입이 즐거우면 긍정적인 생각을 하게 되고 여유가 생기고, 관계가 부드러워져서 문제해결이 쉽게 된다. 옛날 속담에 '금강산도 식후경' 이란 말도 이래서 나온 것이다. 아무리 아름다운 경치도 배가 고프면 제대로 보이지 않기 때문이다.

그러나 맛있는 음식을 많이 먹다 보면 어느 사이 체중이 늘어나고 배가 나오고 고 콜레스테롤 혈증, 고혈압, 당뇨병, 심장병 등 각종 성인병을 걱정하게 된다. 여기에 술, 담배를 곁들인다면 위험은 더욱 가중된다. 요즘은 여성들도 회식 중에 술 한두 잔 정도는 으레 하는 것이 일반화되면서 여성 알코올 중독자, 여성 흡연자가 증가하고 있다. 이것은 심각한 문제다. 술과

흡연은 남성보다 여성에게 더 나쁘기 때문이다.

그렇다면 어떻게 하면 맛있는 음식을 잘 먹고 건강하게 살 수 있을까? 먼저 식품을 통해서 알아보고 몸에 좋은 몇 가지 음식과 요리방법을 소개하려고 한다.

폐경기 이후 몸에 좋은 음식

곡 물

대표적인 곡물은 쌀, 보리, 밀, 귀리, 옥수수 등이다. 특히 현미, 통밀 등은 섬유질이 많아서 변비와 대장암을 예방한다. 곡물은 탄수화물이 많고 지방이 적어 당을 보충하여 혈당량을 적절히 유지하게 한다. 또한 칼로리원으로서 지방이나 설탕을 가미한 단 음식을 먹는 것보다 소화 흡수율을 느리게 하여 체중조절에도 도움이 된다. 도정을 덜한 현미(7분도), 통밀가루, 귀리 등은 지방이 많은 고기를 섭취하는 사람에게는 특히 필요한 식품이다.

현미는 쌀겨에 비타민 B, E가 많이 포함되어 있고 섬유질이 많아 소화를 도우며, 고지방 식이를 하는 사람에서 흔히 발생하는 대장암, 식도게실, 탈장을 예방한다. 현미에 콩과 같은 잡곡을 두어 밥을 해 먹으면 단백질도 함께 섭취할 수 있어 아주 좋다. 그러나 우리나라 사람들은 흰쌀밥을 좋아하는데 백미

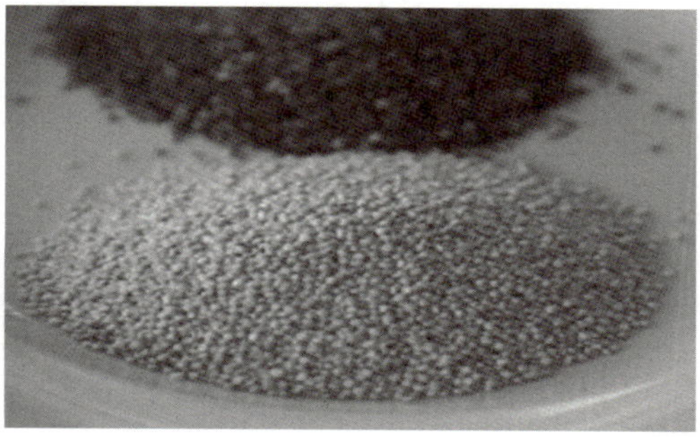

곡 물

는 100% 도정하여 쌀의 눈이 떨어져 비타민 B군과 E의 손실이 있다. 또한 섬유질이 부족하여 당으로 분해되는 시간을 단축해서 당이 축적되어 비만을 일으키기 쉽다. 그러므로 현미에 보리, 콩 등을 섞은 잡곡밥이나 여러 곡류가 섞인 빵을 섭취하는 것이 섬유질 섭취에 도움이 된다.

고섬유질, 저지방 식이는 유방암과 난소암을 예방한다. 섬유질이 많은 음식은 다소 거칠기 때문에 흰쌀밥보다 맛이 적어서 싫어하는 사람이 있다. 특히 아이들이 싫어하여 가족 전체가 협조하지 않으면 잡곡밥 먹기가 어려운데 이런 경우는 좋아하는 음식부터 서서히 바꾸는 것도 한 방법이다. 국수를 먹을 때도 가급적 통밀이나 메밀국수를 먹는 것이 좋다. 통밀가루나 메밀가루로 야채전을 부치면 탄수화물, 비타민, 무기질, 섬유질, 지방, 단백질이 포함된 완전식품이 된다. 특히 녹황색 야채에 해물을 섞은 해물파전이나 부추전은 모든 영양소가 고루 포함된 최상의 웰빙식품이다.

콩류

콩은 어떤 콩이든지 단백질원으로서 좋은 식품이다. 콩의 단백질은 필수아미노산으로 육류, 우유, 달걀의 필수아미노산과 동일하다. 그러므로 채식주의자들은 콩식품으로 필요한 단백질을 모두 섭취할 수 있다. 콩에는 섬유질이 많아서 곡류와 함께 섭취하면 소화기관에서 천천히 흡수되어 혈당량을 조절하므로 당뇨가 있는 여성에게는 혈당량 조절에 아주 좋은 식품이다. 단지 콩의 껍질이 장내 가스를 형성하여 가스가 자주 나오는데 이를 방지하기 위해서는 껍질을 벗기고 조리하면 된다. 콩 껍질은 물에 12시간 정도 담가두면 쉽게 벗길 수 있다.

콩 중에서도 대두, 즉 메주콩은 식물성 에스트로겐인 이소프레빈이 많이 들어 있어 폐경기 여성의 안면홍조와 땀, 골다공증과 심장병 예방에 도움이 된다.

콩은 여러 식품으로 가공되어 다양한 요리를 할 수 있다. 두부는 우리나라는 물론 중국, 일본과 함께 동양 3국의 주요 식품이다. 동양 사람이 서양 사람에 비해 심장병이 적은 이유가 콩 식품을 많이 먹기 때문이라는 것이 여러 연구결과에서 밝혀지고 있다. 우리나라는 두부와 함께 간장, 된장, 청국장 등

콩을 발효하여 음식의 간을 할 때 소금 대신 쓰고, 된장국과 청국장은 발효음식으로서 김치와 함께 가장 토속적인 음식으로 슬로푸드(slow food)의 대명사다. 우리나라 음식은 세계 어느 나라 음식보다도 건강에 좋은 웰빙 음식이다. 한국 사람은 김치와 된장을 먹지 않으면 소화가 잘 안 되고 설사를 하거나 장에 가스가 차는 것을 볼 수 있는데 이것은 간장, 된장, 청국장, 김치에 유산균이 포함되어 있기 때문이다. 일본도 된장국인 미소시루와 청국장 같은 낫토가 훌륭한 발효식품이며, 중국의 마파두부도 콩 가공식품으로 맛있는 요리다.

이 외에도 콩은 죽, 스프, 떡, 빈대떡, 국수 등으로 다양하게 먹을 수 있으며 콩과 여러 종류의 곡류로 만든 미숫가루는 아침대용으로 훌륭한 요리가 된다. 이러한 이유로 서양 사람 중 한국 음식에 관심을 가지는 사람이 많아 국가에서도 한국 음식의 세계화를 위해 노력하고 있다. 특히 햄버거, 피자 등 외국의 패스트푸드(fast food)가 비만과 당뇨, 심장병 등 많은 성인병을 가져온다는 것이 밝혀지면서 한국의 발효음식이 슬로푸드로서 건강식으로 인정받고 있다.

야 채

야채에는 많은 비타민과 무기질이 있으며 암, 감염, 심장마비, 뇌졸중을 예방하는 중요한 식품이다. 특히 호박, 토마토,

시금치와 같이 잎이 푸르고 노란 녹황야채는 비타민 A가 많아 암 발생률을 낮추고 면역체계를 증강시킨다. 비타민 A는 동물의 간유에 많이 들어 있는데 이와 같은 지용성 비타민 A는 독성이 있어 하루에 2,000 IU 이상을 섭취하면 안 된다. 그러나 야채에 들어 있는 비타민 A는 수용성이므로 독성이 없다. 녹황야채인 당근, 녹엽채소, 해조류, 고추 등에는 카로틴이 많이 포함되어 있는데 이것은 체내에서 분해되어 비타민 A로 전환된

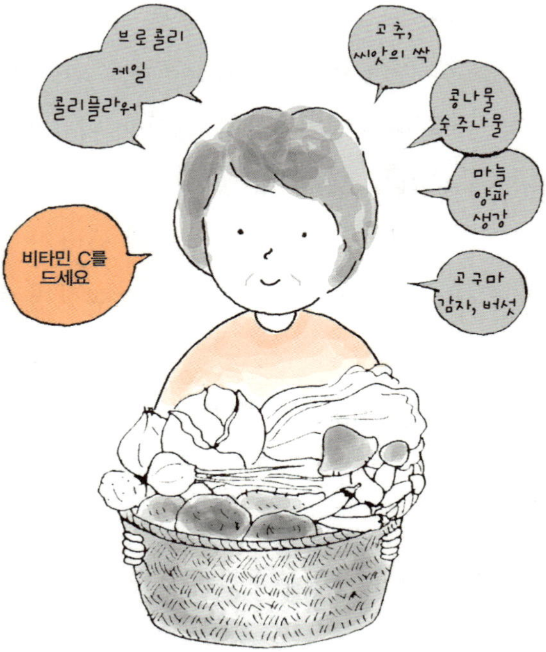

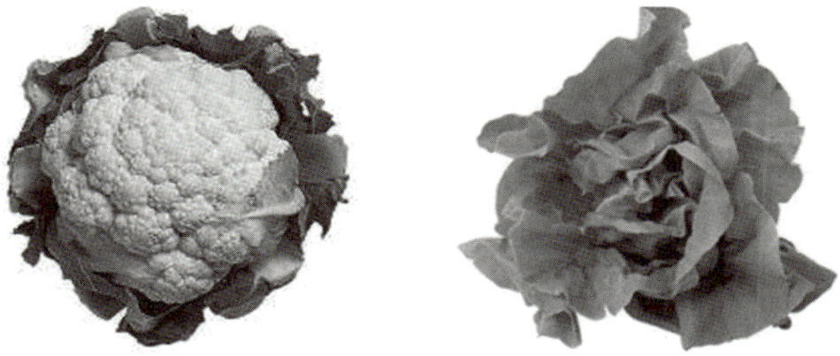

녹황야채

다. 특히 당근에 함유되어 있는 배타 카로틴은 항암효과도 있다 하여 연구가 활발히 진행되고 있다. 녹황색 야채에는 철, 마그네슘, 칼슘과 같은 무기질이 들어 있어 월경으로 손실된 철분을 보충하고, 칼슘은 골다공증 예방에 매우 좋다. 미역과 같은 해조류에는 옥소(iodine)가 풍부하여 갑상선 기능을 활성화한다. 다시마, 양파, 버섯과 멸치를 넣고 끓인 육수를 만들어 냉장고에 넣어두고 국이나 찌개 등을 요리할 때 사용하면 맛과 영양이 좋고 편리하게 사용할 수 있다. 이 육수는 캔에 들어 있는 소고기나 닭고기 육수와는 비교할 수 없을 정도로 신선하고 비타민 미네랄이 풍부한 가정에서 만든 특산의 육수이다.

야채에는 비타민 C 가 많이 들어 있는데 양배추류인 브로콜리, 케일, 콜리플라워, 고추, 씨앗의 싹 종류는 항암 효과가 매우 높다. 우리나라의 전통적인 싹 식품은 콩나물과 숙주나물을 들 수 있는데 이것은 야채가 귀했던 겨울에 좋은 비타민과 무기질 공급원이었다. 야채와 함께 마늘, 양파, 생강은 혈중 콜레스테롤 수치를 낮추고 혈전이 생기는 것을 방지하므로 뇌졸중과 심장마비 예방에 매우 효과적이다. 여러 종류의 버섯도 비슷한 효과가 있다. 고구마나 감자도 단백질, 비타민 C가 많고 혈압이 높은 사람에게 중요한 무기질인 칼륨을 많이 함유하고 있다. 고구마나 감자를 삶아서 버터나 생크림, 요거트와 함께 먹거나 총각김치와 함께 먹으면 맛도 있고 소화도 잘된다.

야채로부터 영양소를 최대로 섭취하려면 날것이나 살짝 데쳐서 나물이나 샐러드로 먹는 것이 좋다. 여러 씨앗의 싹도 다양한 비타민이 많이 함유된 식품으로 샐러드를 해 먹으면 맛도 있고 풍부한 비타민과 무기질을 섭취할 수 있다. 어떤 경우에도 통조림으로 된 야채는 피하는 것이 좋다. 피클과 같은 저장 음식은 염분이 너무 많이 들어 있어서 좋지 않다. 신선한 야채가 가장 좋으나 불가능할 때는 냉동시킨 야채를 먹는 것도 한 방법이다. 겨울에 콩나물, 무 씨 등 각종 씨앗을 직접 길러서 먹어보자.

과 일

과일은 비타민과 무기질이 풍부하고 기분을 상쾌하게 하므로 후식으로 많이 먹게 된다. 과일에는 칼륨이 많이 있어서 폐경과 관련된 피로 회복에 좋다. 칼륨이 많이 든 과일로는 바나

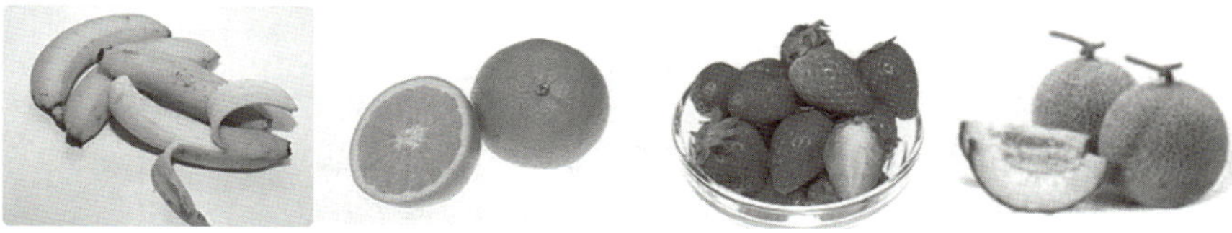

나, 오렌지, 자몽, 딸기, 복숭아, 살구, 멜론 등이 있다. 과일은 비타민C가 풍부하여 각종 암과 감염성 질환을 예방한다. 비타민 C가 많이 든 과일로는 오렌지, 파파야, 감, 살구, 감귤 등이 있는데, 이런 과일의 노란색에는 비타민 A가 함유되어 있어 더욱 좋다. 파인애플과 파파야에는 소화를 돕는 효소가 있어서 장운동을 촉진하여 배설을 쉽게 한다.

과일에 당분이 많다는 이유로 비만을 염려하여 과일 먹는 것을 피하는 사람이 있는데, 과일에는 섬유질이 들어 있어 당의 흡수를 느리게 하고 다른 음식의 소화흡수도 느리게 하여 혈당량을 조절하고 비만을 예방한다. 설탕의 당과 과일의 당은 소화흡수 속도가 다르므로 당이 많다고 과일을 안 먹는 것은 다른 영양분의 섭취까지도 못해서 득보다는 실이 더 크다.

과일을 먹을 때는 생과일을 그냥 먹는 것이 주스를 먹는 것보다 훨씬 좋다. 주스 특히 캔에 든 주스는 섬유질이 없으므로 소화흡수될 때 설탕과 같은 작용을 해서 먹은 직후 혈당량을 높여서, 인슐린의 과도분비로 저혈당을 만드므로 당뇨병의 위험이 따른다. 실제로 사과 2개를 씹어서 먹은 경우와 주스를 마신 경우를 비교해 봤을 때, 두 가지 모두 식후에 혈당량이 올라갔으나 사과를 씹어서 먹은 경우는 2시간 후 혈당량이 정상으로 돌아 왔으나, 주스는 혈당량이 현저하게 떨어진 것을 볼 수 있었다. 이것은 주스가 빨리 흡수되면서 소화를 돕기 위해서 인슐린이 많이 분비되었기 때문이다. 이와 같은 일이 반복될 경우, 췌장은 계속해서 인슐린을 과도하게 분비해야 하므로 췌장이 비대해져 결국에는 당뇨병과 저혈당증을 초래하게 된다.

서양 사람들은 후식으로 케이크나 과자를 먹지만 한국 사람들은 과일을 먹는 좋은 식습관을 갖고 있다. 그러나 최근에는 과자나 케이크를 먹는 사람도 많은데 케이크에는 많은 양의 설탕이 있어서 비만을 일으킨다. 간혹 통조림 과일을 먹는 경우도 있는데 캔에 들은 과일은 비타민이 전혀 없고 당만 있으므로 주스를 먹는 것과 같은 결과를 가지고 온다.

과일은 밭에서 갓 딴 신선한 과일을 그냥 씹어서 먹는 것이 가장 좋다. 가능한 한 수입과일보다 가까운 곳에서 재배한 과일을 맑은 물에 깨끗이 씻어서 먹으면 기분까지 상쾌해진다. 뒤뜰 채마밭이나 정원, 아파트 베란다 등 조그만 땅이라도 있으면 과일을 직접 심어서 따 먹어보자.

견과류

잣, 호두, 아몬드, 호박씨, 해바라기씨 등 견과류는 단백질이 많고 칼로리가 높은 음식으로 적은 양으로 풍부한 영양분을 얻을 수 있다. 칼슘, 마그네슘, 칼륨 등이 많아 폐경기 여성의 골다공증 예방에 매우 훌륭한 식품이다. 이러한 식품은 지방이 많아서 꼭 냉장보관해야 한다. 그렇지 않으면 식품에 포함된 지방이 산패하여 오히려 해롭다. 견과류를 간식으로 먹을 때 볶아서 소금으로 간한 것을 많이 먹는데 이것은 소금이 과도하게 들어가서 오히려 나쁘다. 특히 캔에 들어 있는 견과류는 소금의 함량이 매우 높다. 참깨, 들깨, 땅콩 등은 날것을 갈아서 죽을 끓이거나, 국에 넣어서 끓여먹거나, 샐러드 소스를 만들 때 넣어서 야채와 함께 먹으면 아주 좋다. 특히 들깨의 지방은 오메가 3가 함유된 불포화지방이므로 고혈압과 콜레스테롤을 저하시키는 데 효과가 있다. 필자는 우거지국을 끓이거나 감자국을 끓일 때 꼭 들깨를 갈아 넣는데 영양은 물론이고 맛이 아주 좋다. 나물을 무칠 때도 참기름보다는 들기름을 넣는 것이 맛도 좋고 불포화지방인 오메가 3를 섭취할 수 있어 더욱 좋다.

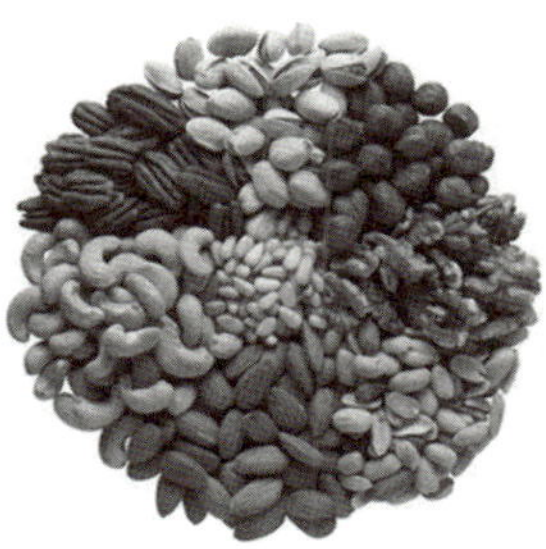
각종 견과류

육류와 생선

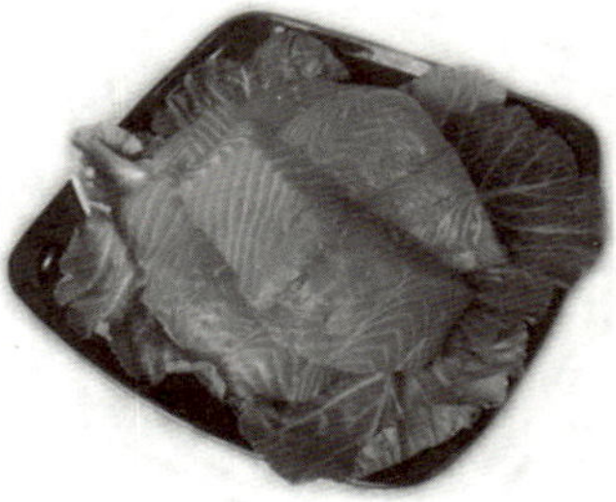

신선한 생선

육류는 중요한 단백질원이며 맛이 좋아 중년여성들이 좋아하는 음식이다. 그러나 지방이 많으므로 가급적 지방이 적은 육류를 먹는 것이 심장질환과 유방암을 예방할 수 있다. 육류에는 포화지방산이 많아서 중년 이후에 유방암, 대장암, 심장질환이 발생할 위험이 높다. 그러므로 육류를 좋아하는 사람은 기름을 제거한 살코기를 하루에 100gm 이하로 먹는 것이 좋다. 닭고기는 껍질을 벗겨 먹고, 고기는 구워서 먹는 것보다는 국이나 찌개를 하여 야채와 밥을 곁들여 먹는 것이 영양분을 고루 섭취할 수 있다. 왜냐하면 고단백 식이는 칼슘의 흡수를 방해하고 배설시키기 때문이다. 특히 노인은 육류를 잘 소화하지 못해서 고기를 먹은 후 자주 피로를 느낄 수 있다. 햄, 소시지, 베이컨 등 가공한 육류는 지방이 많고 소금과 화학조미료가 많이 들어 있어 비만의 원인이 되므로 피하는 것이 좋다.

생선은 심장질환을 예방하고 혈중 콜레스테롤을 감소시키는 작용이 있다. 등푸른 생선에는 불포화지방산인 오메가 3가 많이 포함되어 있어 혈중 콜레스테롤을 감소시킨다. 그러므로 생선은 일주일에 3번 정도 먹는 것이 좋겠다. 그러나 통조림 생선은 가급적 피해야 하는데 여기에는 소금과 화학조미료가 들어 있기 때문이다. 그러므로 통조림 생선을 살 경우는 어떤 기름을 사용했는지 확인해 보아야 한다.

낙농제품

우유, 요거트 치즈, 달걀이 여기에 속한다. 우유는 칼슘이 많이 포함되어 있어 중년여성에게 좋은 식품이며, 저지방이나 무지방 우유가 좋다. 어떤 사람은 우유를 먹은 후 배가 아프고 설사를 하는 경우가 있는데 이런 사람은 요구르트나 치즈, 설탕을 가미하여 산화된 우유를 먹으면 이런 문제를 해소할 수 있다.

필자는 우유를 먹으면 배가 아프고 설사를 하기 때문에 집에서 요거트를 직접 만들어 먹는다. 우유 800cc 한 병을 사서 유산균이 들어 있는 요구르트 한 병을 넣고 조그만 컵에 각각 부어 요구르트 숙성기(홈쇼핑에서 파는 것으로 청국장도 만들 수 있는 것)에 넣고 8시간을 두면 훌륭한 요거트가 된다. 요거트 한 병에 잼이나 꿀 그리고 여러 가지 과일과 견과류를 넣고 먹으면 소화가 잘될 뿐 아니라 맛이 좋고 여러 영양소가 골고루 함유되어 있어 아침식사 대용이 된다.

달걀은 고단백 완전식품으로 많은 사람들이 좋아하는 식품이다. 그러나 최근에는 계란 노른자에 콜레스테롤이 많다고 해서 달걀 먹는 것에 대해 갈등을 느끼는 사람이 많다.

달걀에는 25mg 정도의 비교적 많은 양의 콜레스테롤이 들어 있다. 그러나 달걀의 콜레스테롤은 달걀 노른자에 풍부히 들어 있는 레시틴에 의해 용해되므로 혈중 콜레스테롤을 증가시키지 않는다고 한다. 콜레스테롤이 심장질환을 일으킨다고 하여 콜레스테롤에 대해 과잉반응하는 경우가 있는데, 콜레스테롤은 나쁜 물질이 아니라 우리 몸에 꼭 필요한 물질이다. 콜레스테롤은 뇌와 신경세포 형성, 성호르몬 합성, 각종 스테로이드계 호르몬의 합성, 피하에서 비타민 D의 합성에 필요한 매우 중요한 물질이다.

우리 몸의 정상적인 생리대사를 위해서는 1일 300~2000mg의 콜레스테롤이 꼭 필요한데, 음식을 통해서 20~30% 섭취하고 나머지 70~80%는 간에서 포화지방산으로부터 만들어진다. 만일 음식으로 필요한 양의 콜레스테롤을 섭취하지 않으면 인체 내에서 필요한 만큼의 콜레스테롤을 만들어 낸다. 그러므로 음식물을 통한 콜레스테롤 섭취가 부족하면 인체는 더 많은 양의 콜레스테롤을 합성하게 되어 오히려 콜레스테롤 수준이 증가한다. 이와 반대로 음식으로 콜레스테롤을 섭취하면 콜레스테롤 합성이 감소한다. 그러므로 육류에 의한 콜레스테롤 섭취는 줄이더라도 달걀에 포함된 콜레스테롤은 먹는 것이 더 도움이 된다. 식품학자는 하루에 달걀 3~4개는 먹어도 문제가 없다고 하고, 심장전문 의사도 중년기에 일주일에 3~4회 정도는 달걀을 먹는 것이 좋다고 한다.

달걀은 필수지방산을 비롯하여 비타민 A, D, E, K와 B군이 비교적 골고루 풍부하게 들어 있다. 달걀은 병아리가 되는 데 필요한 모든 영양소를 갖고 있으므로 우유와 함께 완전식품이라고 하는 것이다. 그러나 가공된 달걀파우더나 달걀제품은 좋지 않으며, 양계장에서 항생제나 인공조미료가 섞인 사료를 먹인 닭의 달걀은 많이 먹지 않는 것이 좋겠다. 농부가 자기 집에서 기른 토종닭은 곡물과 풀만 먹었기 때문에 토종 닭고기나 달걀은 다른 닭이 낳은 것보다 콜레스테롤이 50%가 적다. 가능한 한 토종닭과 토종닭이 낳은 계란을 먹도록 하자.

물

물은 생명유지와 생리작용에 필수불가결한 것으로서, 물의 중요성에 대해서는 두말할 필요가 없을 것이다. 물은 에너지를 생산하지는 않지만 영양물질의 대사와 운반, 노폐물의 배설에 영향을 미쳐 물이 없으면 에너지를 낼 수 없다. 따라서 체온조절, 생리활성 반응에 매우 중요한 역할을 한다. 많은 양의 에너지가 소모되는 활동을 하는 경우에 물은 더욱 중요한 성분이다. 그러므로 좋은 물을 충분히 섭취하는 것은 생명유지는 물론 좋은 건강을 유지하는 데 꼭 필요하다. 성인이 생명유지를 위해 생리적으로 필요한 물의 양은 하루 약 2*l*이다. 특히 폐경기 이후 노인인 경우에 물이 부족하면 체액이 농축되어 냄새가 나고 소변배설이 줄어들고 농축되어 방광염 등 염증이 발생할 수 있다. 또한 심장과 신장의 기능도 떨어지고, 세포에 산소와 영양소를 전달하지 못하므로 체력이 떨어진다. 폐경기 이후 여성이 과도한 운동이나 사우나 등으로 땀을 많이 흘리면 염분을 비롯하여 무기질이 배출되므로 전해질의 불균형이 와서 경련이나 실신을 할 수 있다.

그러면 어떤 물을 마셔야 좋을까?

물은 무색 무취 투명하고 세균이나 불순물이 없는 깨끗한 물이라야 한다. 대부분의 수인성 전염병이 물로 인한 감염이라고 보면 깨끗한 물을 마시는 것은 건강유지와 질병예방에 매우 중요하다. 우리가 마시는 물은 수돗물, 샘물, 생수, 정수한 물, 심지어 외국에서 수입한 물까지 여러 가지가 있다. 어떤 종류의 물이든 세균의 오염, 생명에 유해한 화학물질이 포함되지 않는 물로 가급적 차게 한 육각수를 마시는 것이 좋겠다. 만일 수인성 전염병이 유행하거나 출처를 알 수 없는 물일 경우에는 반드시 끓여 먹는 것이 안전하다.

우리 몸은 70%가 물로 구성되어 있으므로 좋은 물을 감사한 마음으로 먹으면 물의 결정이 육각형으로 되어 세포 내의

물이 좋아져서 더 좋은 건강을 유지할 수 있다. 물 예찬론자들은 물이 우리의 모든 건강(신체뿐만 아니라 정신, 영적인 건강까지)을 좌우한다고 주장한다. 우리 몸에 있는 물에 대해 칭찬하고 감사하고 기도하면 물의 결정체가 아름다운 육각형의 꽃모양, 보석모양이 되어 건강하게 되고, 반대로 욕하고 저주하고 불평하면 물 결정체가 일그러져서 병이 난다는 것이다. 물에 대해 더 알고 싶으면 『물은 답을 알고 있다』(양억관 역, 나무심는 사람, 2002)를 참고하기 바란다.

폐경기 이후 피해야 할 음식

입에 좋은 음식은 몸에 나쁘고 몸에 좋은 음식은 입에 쓰다. 폐경기 이후에 많이 먹어서는 안 되는 음식을 알아보자.

소금

소금은 혈압을 높이고 부종을 가져오며 골다공증에 나쁜 영향을 준다. 특히 폐경 이후의 소금섭취는 심장병, 고혈압, 골다공증을 악화시킬 수 있어서 전문가들은 식탁에서 소금이나 간장을 치우라고 한다. 과일이나 야채에는 그 자체에 소금을 포함하고 있으므로 맛을 내기 위해 별도의 소금을 넣는 것보다 레몬주스, 식초, 마늘, 향료, 허브 등으로 맛을 낼 수 있다.

소금뿐만 아니라 다른 화학조미료에도 많은 나트륨이 들어 있어 소금을 먹은 결과를 가져온다. 그러므로 슈퍼마켓에서 사는 여러 가공식품, 즉 포테이토칩, 콘칩, 각종 드레싱, 케첩 등을 포함한 통조림 음식은 피하고 집에서 만들어 먹는 것이 좋겠다.

샐러드 드레싱은 올리브유와 식초를 같은 양으로 넣고 잘 섞은 후에 소금과 설탕을 약간 넣어 간을 하면 아주 훌륭한 식초 드레싱이 된다. 여기에 마늘을 넣으면 갈릭 소스가 된다. 야채와 과일을 썰어서 그때마다 드레싱을 만들어 먹으면 신선하고 맛있다. 올리브유나 포도씨유에 발사믹 식초를 섞어서

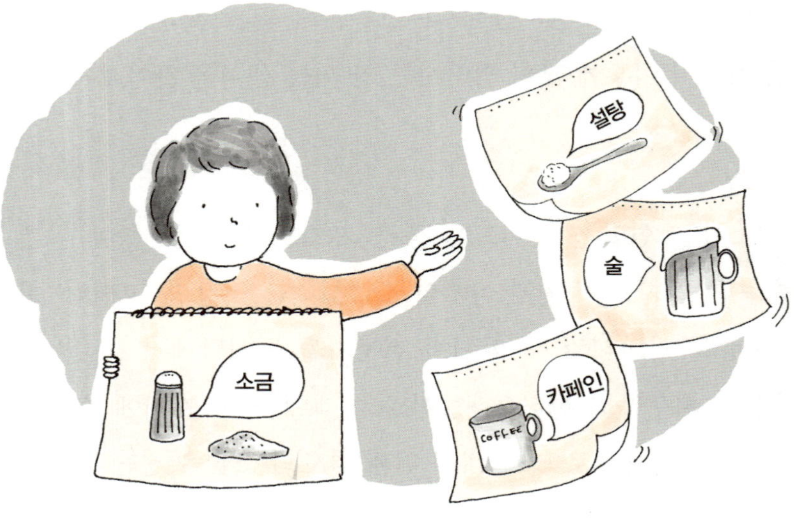

폐경기 이후에 많이 먹어서는 안 되는 것

먹어도 여러 영양분을 함께 섭취할 수 있다. 특히 올리브유는 심장질환을 예방하는 데 효과가 있다고 한다. 들깨로 짠 들기름도 오메가 3가 많아 콜레스테롤을 감소시키고 심장병을 예방하므로 나물을 무칠 때 참기름보다 들기름을 쓰는 것이 더 좋다.

설탕

설탕은 소금과 함께 각종 과자, 케이크, 드레싱 등에 많이 첨가되어서 지나치게 많이 섭취하게 된다. 설탕은 폐경기 여성에게 나쁜 영향을 미치는데 당뇨병과 혈당불균형을 악화시키고 우리 몸에서 비타민 B군과 미네랄을 빼앗아 간다. 또한 신경계에도 나쁜 영향을 주어서 긴장과 불안이 나타나게 한다. 치아에도 영향을 미쳐 이가 빠지고 잇몸 질환을 일으킨다. 그러므로 가능하면 설탕을 적게 먹도록 천천히 식습관을 바꾸려고 노력하고, 단맛을 낼 때는 설탕 대신 곡물(조청)이나 과일, 꿀을 사용하여 음식을 조리하면 당 대사의 균형과 건강을 유지할 수 있다.

커피

커피는 카페인을 함유하고 있는 대표적인 식품으로 에너지를 증강시키고 피로를 회복하며 각성하게 하여 일이나 공부의 능률을 올리는 장점이 있다. 그러나 카페인은 우리 몸에 축적되어 과잉섭취하면 나쁜 영향을 준다. 카페인을 많이 섭취하면 불안, 안절부절, 기분변화 등 정서적인 불안정이 나타나고, 유방종창이 발생할 수 있다. 이러한 현상은 폐경기 여성에게 더 좋지 않으므로 커피 섭취를 줄이는 것이 바람직하다. 폐경기에는 불면증, 열감, 불안, 두통 등의 증상이 나타날 수 있는데 카페인은 이를 더 악화시킨다. 카페인은 골에서 칼슘을 빼앗아가 골다공증을 악화시킨다. 카페인은 커피 외에도 콜라, 홍차, 녹차 등에 들어 있으므로 이러한 음료는 점점 줄이고 보리차, 결명자차, 옥수수차 등 곡물류의 차를 마시는 습관을 기르도록 한다. 커피를 좋아하는 사람은 카페인이 없는 디카페인 커피를 대신할 수 있다.

술

술은 신진대사를 촉진하고 사회생활을 원활하게 하므로 폐경기 여성에서 약간의 섭취는 허용할 수 있다. 허용할 수 있는 양은 포도주 120cc, 맥주 300cc, 위스키와 같은 독주는 30cc를 초과하지 않도록 한다. 횟수는 일주일에 1~2회를 넘지 않는 것이 좋다. 알코올에 예민한 사람은 술을 마셔서는 안 되며 열감이 있는 사람은 술이 열감을 더 악화시킬 수 있으므로 피해야 한다. 과도한 음주는 비타민 B군과 무기질을 빼앗아가고 탄수화물 대사를 방해하며 간에 독성을 일으켜 간의 호르몬 대사를 방해한다. 또한 심장과 신경계에도 나쁜 영향을 미친다. 여성은 남성에 비해 간에서 알코올을 분해하는 효소가 부족하므로 과음은 절대 삼가야 한다. 가급적 알코올이 들어 있지 않은 음료나 칵테일, 도수가 약한 맥주나 포도주로 술을 즐기는 분위기를 낼 수도 있다.

폐경기 여성이 맛있게 멋있게 음식을 즐기며 친구나 가족과 담소를 나누는 모습은 생활의 활력을 준다. 이를 위해 다음과 같은 몇 가지 원칙을 지킬 필요가 있다. 그러지 않으면 자칫 비만으로 나아가기 때문이다.

* 가능한 한 다양한 종류의 음식을 먹는다.
* 간단하고 쉽게 조리할 수 있는 것으로 음식을 만든다.
* 친구나 가족과 함께 웰빙 음식을 먹는다.
* 아침은 많이 먹고, 점심과 저녁은 가볍게 먹는다.
* 웰빙 음식으로 전환할 때는 서서히 한다.
* 즐기면서 즐겁게 요리한다.

맛있게 멋있게 음식을 즐기고 건강을 유지하려면 외식을 줄이고 집에서 좋은 재료를 사서 신선하게 만들어 먹는 것이 좋다. 가족이나 친구를 초대하고 음식을 대접하기 위해 메뉴를 정하고 장을 보고, 음식을 장만해서 근사한 식탁을 차려 가족, 친구와 담소하면서 맛있는 식사를 한다는 것은 상상만 해도 기분 좋고 행복한 일이다. 이렇게 친구끼리 서로 식사에 초대하고 음식을 칭찬해 주고 좋은 식재료를 구입할 수 있는 정보를 주고받으면서 사랑과 우정을 나누게 되면, 건강 그 이상을 누리게 될 것이다. 여기에 더하여 텃밭에서 기른 신선한 야채와 과일을 나누어 먹는다면 이보다 더 멋있는 인생이 어디 있겠는가!

보완대체요법: 허와 실

보완대체요법은 서양의학과 대칭되는 용어로, 서양인은 자기 의학을 정통의학(orthodox medicine)이라 하고 그 외에는 모두 보완의학이나 대체의학이라고 한다. 동양의학이 서양에 유입되면서 부르기 시작하였으므로, 동양에 속한 우리 한국 입장에서는 전통의학이라고 하는 것이 옳다. 즉, 전통사회에서 한의학이나 민간요법으로 사용하던 각종 치료와 완화요법이 여기에 속한다.

전통치료에는 생약요법, 훈련요법, 자극요법 등이 있다. 이 중 자극요법은 침술, 뜸, 지압술, 부황 등을 말한다. 자극요법의 원리는 신체표면에는 자극에 예민한 반응점(혈, 穴)들이 있는데 이러한 반응점을 여러 가지 형태의 자극을 가하여 치료하는 것이다. 반응점을 바늘로 자극하면 침술, 작은 쑥덩어리에 불을 붙여 열로 자극하면 뜸, 손가락으로 누르는 자극을 하면 지압, 빨아내는 음압을 가하면 부황이라 부른다. 이러한 치료는 질병이 발생한 부위에 따라 혈을 찾아 자극을 가하는 것이므로 면허가 있는 의사나 오랜 경험을 가진 침구사에 의해 행하며 동양의학의 철학과 이론이 뒷받침되어야 한다.

전통요법은 면허는 없으나 그 분야에 오랜 경험과 지식을 바탕으로 다양한 치료법을 통해 증상을 완화하는 것이다. 이는 치료를 하는 사람의 수준에 따라 치료사, 일반전문가, 일반인으로 구분할 수 있다. 이러한 요법에는 동서양 의학의 공통 지혜를 바탕으로 한 것으로 60여 가지가 있다(전세일, 2008).

전통요법들은 시술이 간편하고 편리하고 저렴하며 부작용이 적고 건강상태를 더욱 향상시키는 것이어서 환자보다는 건강한 사람들이 많이 활용한다. 그렇다 보니 건강한 사람이 더욱 건강하고 싶어 불필요한 요법을 수행하여 시간과 돈을 낭비하고 때로 감염이나 부작용을 초래하는 경우가 있다. 예를 들어, 중국, 태국, 베트남 등 동남아시아를 여행하면 발마사지 혹은 전신마사지를 관광상품으로 만들어 여행객을 유인하는 경우다. 이러한 마사지를 받고 기분이 좋아지거나 아픈 데가 없어졌다는 경우도 있지만, 대부분 일시적이거나 위약 효과(placebo effect)인 경우가 많다. 오히려 무좀이나 피부병 등 감염의 위험이 있으며 과도한 압박으로 피부에 멍이 들거나 관절에 무리를 주는 경우가 많으므로 꼭 필요한 경우가 아니면 받을 필요가 없다고 생각한다.

여성은 남성에 비해 전통요법을 많이 사용하는데, 이것은 여성이 가정에서 가족의 건강을 돌보는 사람이므로 이웃이나 친척들, 혹은 경험 있는 사람들을 통해 좋다는 음식이나 민간 약재를 많이 알고 있기 때문이다.

음식을 통한 영양 식이요법은 영양식품, 기능식품, 비타민, 광물질 등을 개인의 건강상태에 알맞게 먹는 것이다. 특정 식품의 성분에 대한 효능을 보려면 많이 먹어야 하는데 한 가지 식품만 많이 먹을 수 없으므로 약품처럼 만들어 음식 대용으로 먹는 것들이 있다. 각종 인삼제품을 비롯하여 스쿠알렌, 카테킨, 버섯, 차, 효소, 심지어는 태반제제까지 제약회사의 판촉사원들이 판매하고 있다.

이러한 약품 아닌 식품은 장기간 복용해야 하고 만병통치의 효과를 자랑하므로 값이 비싸다. 건강한 사람이 더욱 건강하고 장수하기 위해 먹는 것이므로 그 효과를 잘 알 수 없으며 비록 작용이나 부작용이 있다 하더라도 천천히 나타나므로 어떤 식품 혹은 약물에 의한 부작용인지 잘 알지 못한다. 부작용이 없다고 하지만 여러 약품과 식품을 함께 복용하면 그 효과가 상쇄되거나 부작용을 가져오는 경우가 있다.

최근에 해외여행과 효도여행이 늘어나면서 이런 식품에 해당하는 약품들이 웬만한 가정의 냉장고에 가득 쌓여 있다.

남경자 씨(60세)의 냉장고는 약으로 꽉 차 있다. 상어보다 더 좋은 물개에서 추출한 '오메가 3'라고 해서 이미 있음에도 불구하고 캐나다 여행을 하면서 다른 식품을 또 구입하였다. 이 밖에도 뉴질랜드에서 사온 녹용과 사슴피 분말, 동창모임에서 산 카테킨과 태반 제재는 물론 검정콩가루, 산마가루, 흑마

늘 등 각종 건강보조 식품이 가득하다. 그러나 어느 것 하나 끝까지 먹어본 것이 없고 뚜렷한 효과를 본 것도 없다. 그냥 몸에 좋다고 해서 남들이 사니까 샀을 뿐 특별히 아픈 데가 없고 꼭 먹어야 할 필요를 느끼지 못했기 때문이다. 열이 나지 않는 사람이 해열제를 먹어봐야 열이 내리지 않는 것과 같다. 어느 날 간호사인 남경자 씨 딸이 와서 냉장고의 약품과 식품을 모두 쓰레기통에 버리고 나서 함께 가벼운 옷차림으로 강둑을 한 시간 걷고 왔다. 샤워를 하고 생과일과 야채를 갈은 주스를 마시고 함께 잡곡밥에 상추쌈을 먹었다. 남경자 씨는 어느 때보다 기분이 상쾌하고 밥맛이 좋았다.

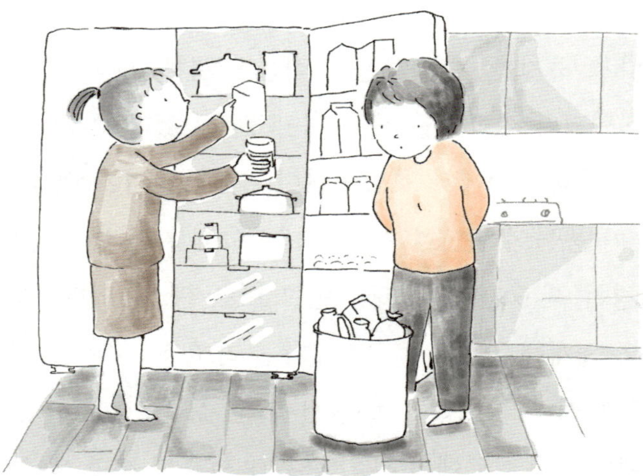

자신의 몸 상태에 맞는 건강식품을 먹고,
냉장고 속 가득 쌓인 필요없는 식품들은 버리도록 한다.

우리나라 음식의 재료가 되는 식물성 식재료에는 각종 비타민과 미네랄 등 피토케미칼(Phytochemical; Phyto는 식물이란 뜻이고, chemical은 식물의 화학성분을 말함)이 많이 들어 있어 항산화 작용을 돕는다. 또한 피토케미칼은 음식의 맛과 영양은 물론 신진대사를 거쳐 치료제의 역할도 한다. 이러한 식품 중에는 폐경기의 불편감을 완화하는 것들이 있다.

그러면 구체적으로, 폐경과 기타 질병들의 증상을 완화하고 예방하는 식품과 약초(허브)를 살펴보도록 하자.

불규칙하고 과다한 자궁출혈

바이오플라보노이드가 많이 함유된 식품은 모세혈관을 강화하여 불규칙하고 과도한 자궁출혈(월경과다)을 예방한다. 또한 이러한 식품은 폐경기 호르몬의 균형을 유지하고 골반기능을 강화한다. 바이오플라보노이드는 색소가 들은 과일이나 야채에 많다. 노란색의 감귤류, 보라색의 포도, 빨간색의 체리, 산사춘 등이다. 특히 감귤류의 희고 스펀지 같은 내피에 바이오플라보노이드가 풍부하게 들어 있으므로 귤이나 오렌지, 자몽을 먹을 때 내피를 깎아 버리지 말고 함께 먹는 것이 좋다. 여기에는 섬유질이 많아 변비에도 효과가 있다.

월경과 관련하여 옛날부터 익모초를 달여 먹는 경우가 많

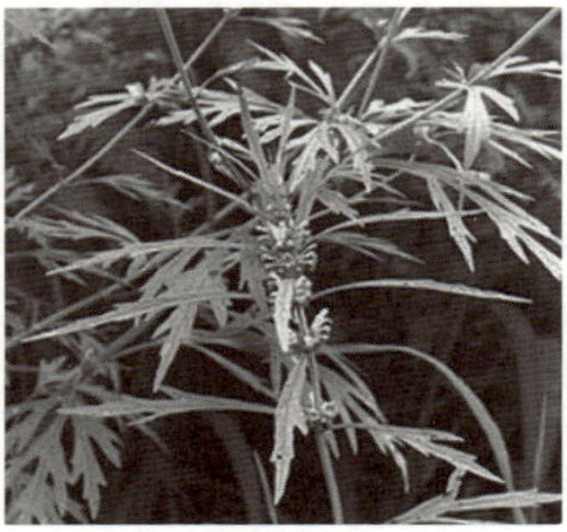

익모초

은데 익모초는 자궁수축작용이 있어 불규칙하고 과다한 월경을 조절하고 월경통을 감소시킨다. 또한 이뇨작용이 있어 산후 부종을 감소시키는 데도 도움이 된다.

안면홍조와 얼굴 화끈거림

여러 식물에서 천연 에스트로겐을 발견할 수 있는데 이러한 식품들은 안면홍조와 얼굴 화끈거림을 완화시킬 수 있다. 바이오플로보노이드도 약한 에스트로겐 작용을 하여 과다한 월경출혈을 조절한다. 에스트로겐은 안면홍조, 불안, 안절부절 등과 같은 증상에 매우 효과적이지만 화학적인 에스트로겐 제제는 뇌졸중, 암 등의 부작용이 많다. 그러나 천연 에스트로겐은 부작용이 없다. 에스트로겐은 우리나라의 메주콩(대두, soybean)에 제일 많이 있으며, 그 외 당귀, 블랙 코호시, 블루 코호시, 유니콘 뿌리, 얌 등에 있다. 콩은 이소플라본이라는 식물성 에스트로겐이 풍부하여 호르몬 대체요법으로 사용된다. 블랙 코호시(Black cohosh) 는 아메리카 인디언들이 사용하는 약용 식물로 폐경증상에 주로 사용된다. 특히 골 소실을 일으키는 사이토킨(cytokine)을 감소시키므로 골다공증 예방에 효과가 있고, 세로토닌(serotonin) 수용체에 결합하여 중추신경계 기능을 활성화한다. 이 외에도 부인과질환에 효과가 있는 것으로 알려져 있다. 이러한 식품은 건강보조식품을 취급하는 곳에서 구입할 수 있으며 알약이나 용액으로 섭취한다.

콩은 안면홍조뿐만 아니라 심장의 고밀도 지단백 콜레스테롤 수치를 높이고, 조골 세포를 증가시켜 골 형성을 도와 골다공증을 예방하며, 대장암과 대장질환도 예방한다는 연구결과가 있다. 골다공증을 예방하려면 100~160mg의 이소플라본을 섭취해야 한다. 두유 한컵, 두부 반 모는 30~50mg의 이소플라본을 섭취하는 것이 된다.

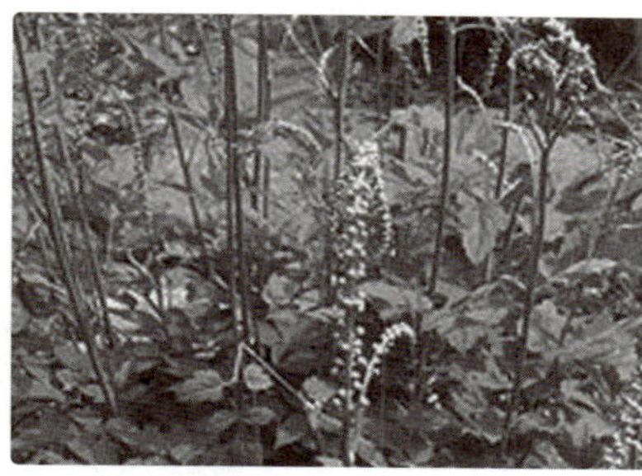

블랙코호시

불안, 초조 그리고 불면증

불안, 초조, 불면증은 여러 약초를 사용함으로써 완화할 수 있다. 특히 시계초(passion flower)나 쥐오줌풀의 뿌리(valerian root)는 중추신경계를 진정시키는 작용이 있어 불안을 감소시키고 잠을 잘 오게 한다. 시계초에는 세로토닌 전달물질의 수준을 상승시키는 것이 함유되어 있다. 세로토닌은 필수아미노산의 하나인 트립토판으로부터 합성되는데 이것은 각성상태를 줄이고 수면상태를 유도한다는 것이 여러 의학연구에서 발표되었다. 쥐오줌풀 뿌리도 수면을 유도하며 진정효과가 있다. 그 외 카모마일, 박하, 호프, 페퍼민트 차 등도 도움이 된다.

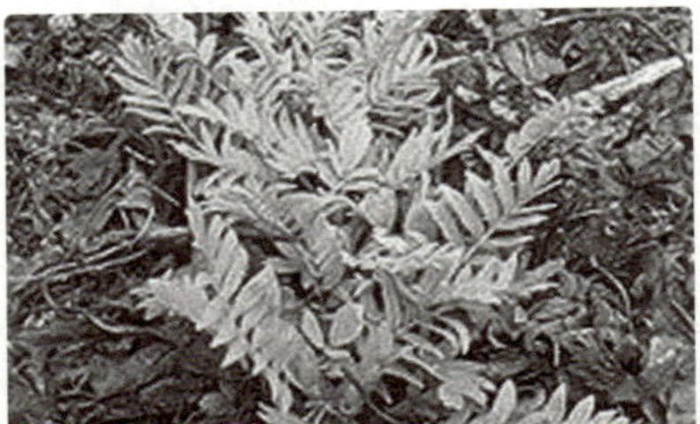

쥐오줌풀 뿌리

피로와 우울

폐경기의 피로와 우울에는 귀리, 생강, 고추, 후추, 민들레 뿌리, 인삼 등이 효과가 있다. 이런 식품은 자극 효과가 있어 에너지를 활성화시키고 생기를 불러일으키며, 스트레스를 줄이고 신체 정신적 능력을 높인다. 비타민 B 복합제와 비타민 C는 우울증과 관계된 영양소다. 비타민 B_6은 기분을 안정시키는 신경전달 물질인 모노아민 생성에 중요한 작용을 한다. 비타민 B 복합체는 곡물의 씨눈에 많이 들어 있으므로 정제되지 않은 통곡물(현미, 통밀 등)을 통해 섭취할 수 있다.

허브에는 기본 영양소가 많이 함유되어 있는데, 예를 들어 민들레 뿌리에는 마그네시움, 칼륨, 비타민 E가 들어 있고, 붉은 고추에도 마그네슘과 항산화물질인 바이오플라보노이드가 많이 들어 있다. 우리 식단에서 쑥, 냉이, 씀바귀와 같은 약간 쓴맛이 나는 봄나물은 바로 이런 미네랄이 들어 있어 봄날의 춘곤증(피로)을 퇴치하고 생활의 활력을 불어넣는 식품으로 옛 선조들이 먹어온 생활의 지혜다. 특히 김치는 붉은 고추에 각

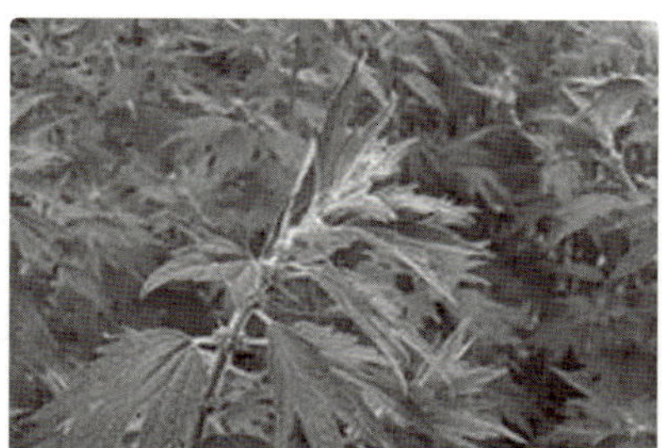

쑥

종 양념이 발효하여 저항력과 활력을 불어넣는 가장 좋은 건강식품으로 세계적인 인정을 받고 있다.

"쓴나물 데운 물이 고기보다 맛이 있어……." 라는 옛 시인의 시조가 아니라도 우리 전통 식재료와 식습관은 폐경증상의 치료와 완화에 가장 훌륭한 약이고 건강보조식품이다. 특히 쑥은 성질이 따뜻하고 세균과 곰팡이균에 저항하는 항균, 항진균작용과 지혈작용이 있으므로 산후출혈과 회음간호에 뛰어난 효능을 갖고 있다. 봄날 쑥국과 냉이된장국은 우리 입맛을 돋우고 생활에 활력을 넣어준다.

비뇨기계 자극증상

비뇨기계의 자극을 줄여 안정시키고 감염을 예방하는 식물들은 히드라스티스(골든실; goldenseal, 미나리아재빗과), 우바우르시(uva ursi), 블랙베리의 뿌리, 노루발풀(winter green) 등이 있다. 많은 연구에서 관엽식물의 일종인 콜레우스 포스코힐(coleus forskohlii)이 비뇨기계 통증과 불편감을 완화한다는 연구결과를 제시하고 있다. 폐경기에는 호르몬 부족으로 방광이나 요도 조직이 약해져서 요실금이 오거나 쉽게 손상을 받을 수 있다. 골든실은 항생제 역할을 하는 베르베린(berberine)을 함유하고 있다. 우바우르시는 월귤(bear berry)이라고도 하며 진달래과의 일종인데 이뇨작용과 소염작용을 하는 아르부틴(arbutin)을 함유하고 있어 방광염과 요도염에 효과적이다. 콜레우스 포스코힐(coleus forskohlii)은 항경련제로 소변볼 때 통증을 완화하고 월경통과 장의 산통을 완화하는 역할도 한다.

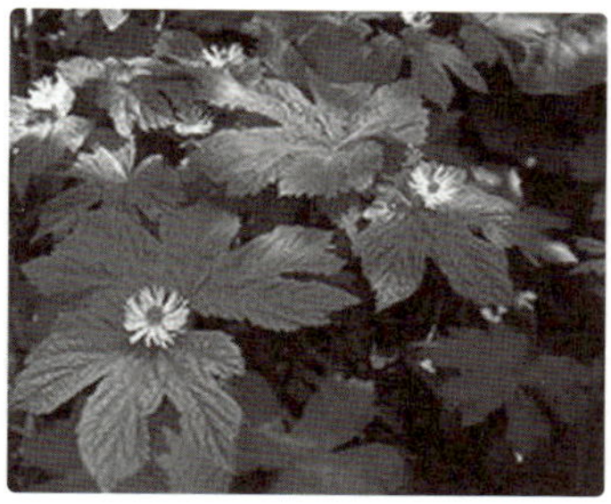

골든실

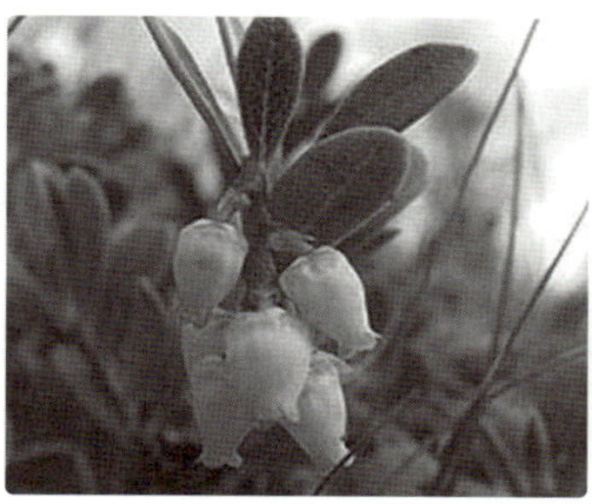

우바우르시 꽃

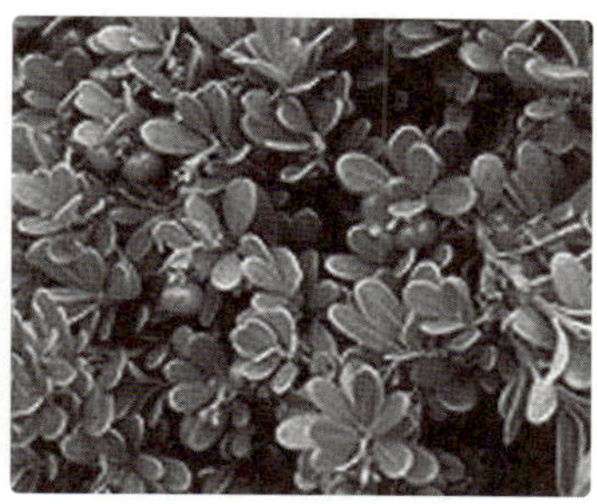

우바우르시 열매

폐경과 직접적인 관계는 없지만 중년기 이후 노년기의 성인병을 예방하고 증상을 완화하는 식품을 살펴보자.

고혈압, 동맥경화, 심장질환

고혈압, 동맥경화, 심장질환 등은 혈액순환을 원활히 하고 혈전을 용해하고 혈관을 튼튼하게 하는 기능을 가진 식품을 통해 예방하고 질병의 진행을 지연시킬 수 있다. 이러한 식품으로는 토마토, 양파, 귤, 포도씨 기름 그리고 불포화지방산을 가진 생선기름을 들 수 있다.

토마토에 포함된 리코펜은 강한 항산화제로 혈액 중 저밀도 지단백(LDL) 콜레스테롤의 산화를 막아 동맥경화를 예방한다. 양파는 퀘세틴(quercetin)을 함유하고 있는데 이것은 비타민 C의 항산화제로 비타민 C의 효능을 높이고 모세혈관을 튼튼하게 하므로 고혈압으로 인한 뇌출혈을 예방할 수 있다. 포도씨 기름에는 필수지방산인 리놀레인산, 토코페롤, 카테킨 스테롤류가 포함되어 있어 혈전을 방지하고 혈관을 확장하며 혈액순환을 원활하게 하여 고혈압, 심근경색, 뇌졸중을 예방한다.

간기능 장애

간은 인체 내의 유독성 물질을 해독하고 섭취한 영양소를 저장하였다가 필요시 분해하여 이용하거나 필요한 물질을 합성하는 중요한 장기이다. 간은 흡연이나 유해식품의 과음 등으로 손상되지만, 식품으로 기능을 회복시킬 수 있다.

간에 좋은 음식으로는 감과 콩나물 등이다. 먼저 감은 과음 후에 생기는 숙취물질인 아세트알데하이드의 분해를 항진시켜 간의 손상을 막는다. 또한 콩나물의 아스파라긴은 간에서 알코올을 분해하는 효소의 생성을 도와 탄산가스와 물로 분해하여 해독하는 기능을 갖고 있어 숙취해소에 효능이 있다. 이 밖에 소라, 바지락 등의 조개류도 타우린을 함유하고 있어 간기능을 개선하고 숙취물질인 아세트알데하이드를 제거하는 역할을 한다.

신장기능 장애

신장과 방광의 기능을 돕는 식품으로 석류, 호박, 수박 등이 있다. 석류는 신장과 방광의 기능을 강화하는 강장제의 역할을 하며, 호박은 이뇨 및 배설작용을 원활히 해주어 신장기능을 돕는다. 특히 붓기가 있는 경우 효력이 있어 출산 후 부종해소를 위해 산모들이 많이 먹고 있다. 수박은 이뇨 및 배설작용이 우수한데 이것은 수박 중에 수분과 가용성 화학물질이 풍부하게 함유되어 있어 이 물질이 신체 여러 기관에 축적된 물질을 녹여서 체외로 배설시키기 때문이다.

암과 치매

항암작용을 하는 식품들은 많다. 마늘, 양배추류, 당근, 시금치, 토마토, 버섯류 등 항산화 식품은 대부분 암을 예방한다. 고도의 불포화지방산인 DHA는 뇌세포의 구성성분으로 두뇌활동에 필수물질이다. 따라서 노인의 치매예방과 어린이의 두내 개발에 좋은 식품이다. 이를 이용해 DHA가 강화된 계란, 우유 등이 시중에 나오고 있으나 가격에 비하여 함유량은 미미하다. 토종닭이 낳은 계란과 신선한 우유, 그리고 등푸른 생선을 섭취하면 DHA를 섭취할 수 있다. 특히 생선의 눈알과 그 주위에 DHA가 풍부하다. DHA는 신경세포의 시냅스의 연결에 필요한 단백질과 인지방질의 합성물질로 작용하므로 알츠하이머형 치매예방에 효과적인 역할을 한다. 버섯은 필수아미노산인 리놀레인산, 뇌세포 조직의 구성성분인 레시틴(lecithin), 체내 산소 효율을 높여 질병에 대한 저항력을 높여 주는 게르마늄(germaium) 등이 포함되어 있어 면역기능을 높이고 항암, 항 노화작용을 한다. 특히 햇볕에 말린 표고버섯은 엘고스테롤이 비타민 D로 전환되어 골격 형성과 골다공증 예방에도 중요한 기능을 한다.

인생의 훈장: 주름살

주름살은 노화의 상징이다. 여성은 얼굴이나 피부 주름살이 지는 것을 가장 싫어한다. 내가 아는 한 여성은 눈가에 주름이 진다고 웃을 때 눈가를 붙잡고 있다. 피부 탄력은 20대가 가장 좋고 30대부터 떨어진다. 그러다 폐경이 되면 피부가 늘어지고 주름살이 생긴다. 주름살을 펴기 위해 갖가지 화장품과 팩이 등장하고, 성형수술까지 동원된다. 적당한 화장품으로 피부의 노화를 지연시키고 아름다움을 유지하는 것은 바람직하다.

피부를 건강하게 하기 위해서는 화장품보다 생활태도와 스트레스 관리가 더 중요하다. 아무리 빼어난 미모와 아름다운 육체를 가졌다 하더라도 영혼이 들어 있지 않은 아름다움은 빛을 발하지 못한다. 마더 테레사 수녀님의 주름진 이마와 손, 아프리카의 어린이를 안고 있는 오드리 햅번의 주름진 얼굴은 '로마의 휴일' 에서의 오드리보다 더 아름답다. 내면의 아름다움과 유머감각은 주위사람까지 행복하게 만든다.

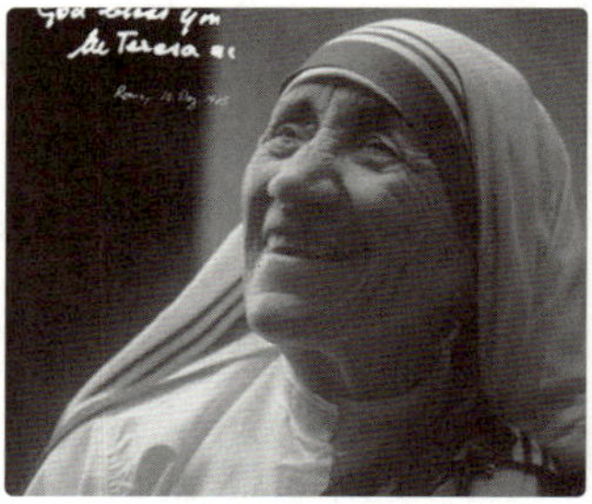

마더 테레사 수녀의 아름다움

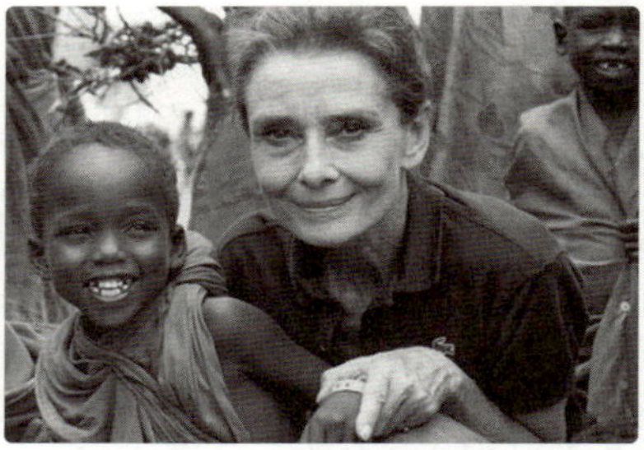

아프리카 소말리아에서
굶주린 아이들을 돕는 오드리 햅번

그러나 평범한 여성들은 누구나 주름살이 지는 것을 싫어한다. 주름살이 많으면 늙어 보이기 때문에 주름살 없이 오랫동안 아름다움을 유지하기를 원하는 것이다.

피부를 손상시키고 주름살을 만드는 요인은 여러 가지가 있다.

피부 손상과 주름살이 지는 요인

흡연

이것은 남성보다 여성에게 더 해롭다. 흡연은 난소를 손상시켜 에스트로겐의 분비를 감소시킨다. 에스트로겐은 피부에 콜라겐과 엘라스틴을 유지시켜 피부의 주름살을 예방하고 윤기나게 한다. 따라서 에스트로겐의 부족은 피부의 노화를 촉진한다. 담배를 많이 피우는 여성은 안 피우는 여성보다 피부가 거칠어지고 주름이 많이 진다. 니코틴이 혈액순환을 감소시켜 피부에 영양공급을 하지 못하고, 신진대사과정에서 배출되는 노폐물과 독성을 제거하는 능력이 줄어들기 때문이다. 따라서 피부의 재생속도도 느려져 주름이 지게 된다.

자외선

자외선은 피부 진피(피부표피 밑의 조직)의 콜라겐 층을 손상시켜 피부의 탄력성과 유연성을 떨어뜨린다. 햇빛에 장시간 노출되면 피부세포막을 손상시켜 염증을 일으킨다. 콜라겐과 엘라스틴은 피부에 탄력을 주며 늘어지지 않게 팽팽한 상태를 유지시키는데 이런 콜라겐 층이 손상되면 피부가 늘어지고 주름이 생긴다. 자외선 노출이 많은 농촌여성이 도시여성보다 주름살이 많은 이유가 여기에 있다.

스트레스와 영양부족

피부에 직접적으로 영향을 주어서 피부가 거칠고 염증이 발생한다. 스트레스를 받으면 카테콜라민 호르몬이 분비되고 이것은 혈관과 세포를 수축시켜 혈액순환과 신진대사를 방해한다. 이렇게 되면 우리 몸은 균형을 잃고 항산화제 시스템이 파괴되어 산성화된다. 피부세포에서 혈액순환과 신진대사가 이루어지지 않으면 영양공급과 노폐물 배출이 되지 않아 피부가 우리 몸의 보호막 역할을 할 수 없게 된다. 모공이나 모낭이 죽은 세포나 유분으로 막히게 되어 여드름이 생기고 여기에 세균의 감염이 일어나면 농포로 변하게 된다. 농포는 치료된 후에도 흉터를 남긴다. 산화스트레스를 줄이려면 담배연기와 같은 환경오염을 피하고, 스트레스에 대처하는 정서적 안정을 유지하고, 항산화제를 복용하는 방법이 있다(Northoup, 2001).

주름 예방과 피부를 좋게 하는 방법

주름살은 인생의 훈장이다. 나이가 들면서 생기는 주름살을 없앨 수는 없다. 인생의 희노애락이 주름살의 켜켜에 들어있기 때문이다. 남 보기에 행복해 보이는 사람을 보고 저 사람

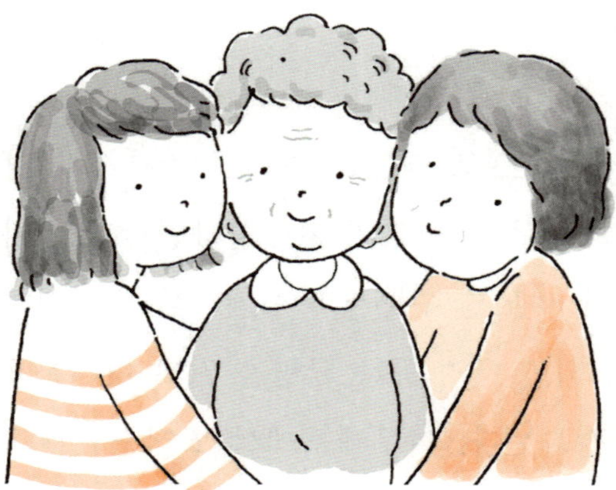

주름살은 인생의 훈장이다.

은 무슨 걱정이 있을까 해도 걱정이 없는 사람은 없다. 그래서 옛말에 '천석군은 천 가지 걱정, 만석군은 만 가지 걱정'이 있다고 하였다. 그러나 예나 지금이나 여성이 젊고 아름답고 싶어 하는 것은 동서고금을 막론하고 마찬가지다. 최대한 주름이 지는 것을 방지하고 아름다운 피부를 가지고 싶은 것은 모든 여성의 바람일 것이다. 누구나 다 마더 테레사가 되고 오드리 햅번이 될 수 없기 때문이다.

그렇다면 어떻게 하면 주름이 지는 것을 예방하고 아름다운 피부를 가질 수 있는지 그 방법을 알아보도록 하자.

피부를 깨끗이 한다

깨끗한 세안은 피부를 아름답게 하는 기본이다. 맑은 물에서 막 올라온 것 같이 깨끗하게 씻은 얼굴은 보는 사람을 기쁘게 한다. 피부를 통해 많은 노폐물이 분비되므로 아침저녁 세안은 모공을 통해 노폐물을 제거하는 것을 돕는다. 비누나 세제를 쓸 때는 일반적으로 중성세제(pH 7 전후)를 사용하는 것이 좋으나 피부 특성에 따라 산도를 확인하여 사용하는 것이 좋다. 건성피부이면 수분이 많은 비누나 클렌저를 사용하고, 지성이면 유분이 없는 강력한 클렌저를 사용하는 것이 좋다. 닦은 후에는 모공을 수축시키기 위해 토너를 사용하는데 시원한 물은 가장 좋은 수렴제(모공수축제)가 된다. 아스트린젠트는 알코올이 함유되어 지성피부를 더욱 악화하고 피부손상을 줄 수 있다. 피부세포에 충분한 수분을 공급하면 늘 싱싱한 피부를 간직할 수 있다.

자외선을 차단한다

외출 시에는 자외선 차단지수가 15 이상인 선크림을 얼굴과 목, 손에 바르는 것을 습관화한다. 자외선은 피부를 건조하게 하여 주름을 더 많이 지게 하기 때문이다. 항산화제가 포함된 화장품 즉, 비타민 C 녹차 추출물, 비타민 A 와 E가 포함된 크림을 바르면 자외선에 손상된 피부를 회복시키고 주름을 예방하는데 효과가 있다.

항산화 식품을 먹는다

피부노화를 지연시키기 위해서는 항산화물질이 포함된 식품을 섭취하는 것이 좋다. 주름살이 지는 것을 늦추고 중년기 이후의 갖가지 성인병을 예방하는 데는 신선하고 질 좋은 유기농 식품을 섭취하는 것이 약보다 효능이 있다. 젊음과 활력을 주는 식품에는 마늘, 토마토, 양배추류(브로콜리, 콜리플라워), 당근, 시금치, 각종 버섯류, 해조류 등이 있다. 이러한 식품은 면역력을 증가하며 항암작용까지 한다.

노화분야의 세계적 권위자인 스티븐 프랫(Steven Pratt) 박사는 아무리 먹어도 좋은 음식, 슈퍼 푸드(super food) 12가지를 소개하였다.

* 토마토: 토마토에 들어 있는 라이코펜은 햇빛(자외선)에 대한 피부 저항력을 길러주어 주름살이 지는 것을 예방한다. 항암작용과 심혈관질환에 탁월한 효과가 있어 토마토가 빨갛게 익으면 의사 얼굴이 파랗게 된다는 속담도 있다. 토마토에 포함된 비타민 A는 지용성이므로 끓는 물에 넣었다가 얼른 꺼내어 껍질을 벗기고 올리브유와 발사믹 식초 드레싱을 뿌려 먹으면 맛도 좋고 토마토가 가진 영양을 모두 흡수할 수 있다. 토마토가 오래되어 약간 물렁해지면 스프를 만들어 먹으면 좋다. 만드는 방법은 토마토의 껍질을 벗겨 두꺼운 냄비에 넣고 끓이다가 육수를 붓고 양파, 피망, 셀러리, 버섯 등 냉장고에 남아 있는 야채를 잘게 썰어 넣고 푹 끓인 후에 소금, 후추(통후추를 갈아 넣음)로 간을 하고 바질과 타임으로 향을 내면 훌륭한 이태리 요리가 된다. 맛이 좋을 뿐만 아니라 저칼로리여서 다이어트 요리로도 훌륭하다.
* 시금치: 카로티노이드라는 항산화제가 있어 노화방지에 좋은 식품이다. 철분이 많아 빈혈에도 효과가 있으며 비타민 C, K, 엽산(folic acid), 칼슘 등 비타민과 미네랄의

보고라고 할 수 있다. 칼슘은 골다공증을 예방하고 카로티노이드는 백내장을 예방하는 효능이 있다.

* 오렌지: 비타민 C의 보고다. 오렌지에 포함된 비타민 C는 특히 질이 좋으며 감귤류에 있는 플라보노이드는 암의 성장을 억제하고 모세혈관을 강화하여 심장마비, 뇌졸중, 치매 등 만성질병을 예방하는 데 탁월한 효과가 있다.
* 브로콜리: 최고의 항암식품으로 유방암 예방에 효과적이다. 비타민 C와 섬유질은 물론이고 비타민 K, 칼슘, 마그네슘, 철분 등 미네랄이 풍부하여 만성질병을 예방한다. 날것으로 먹어도 좋고 살짝 데쳐서 올리브유와 레몬식초 드레싱을 쳐서 먹거나 초고추장에 찍어 먹어도 좋다.
* 연어: 참치와 함께 연어는 오메가 3가 풍부하여 어류 중에 가장 좋은 식품이다. 오메가 3는 항콜레스테롤 제제로서 고혈압과 관상동맥질환 예방에 좋으며 항암효과와 근육퇴행을 방지하는 효과도 있다고 한다. 치매 방지에도 좋다.
* 차: 녹차에 들어 있는 카테킨 성분은 비타민 C보다 20배나 높은 항산화 효능을 갖고 있다. 비타민 C가 많으므로 주름살이 지는 것을 늦추고 카페인이 들어 있어 피로 회복에도 좋다. 충치발생을 예방하고 항알레르기 효능이 있어 두드러기나 아토피 피부염의 치료에도 효과가 있다.

* 호두: 단백질의 근원이며 마그네슘, 칼슘이 많아 골다공증 예방에 좋은 식품이다. 구리, 엽산 등이 풍부하여 당뇨병, 암, 심장질환에도 좋다. 호두, 아몬드, 피칸, 해바라기씨나 호박씨도 폐경기 여성에게 좋은 식품이다.
* 블루베리: 항산화물질이 과일이나 야채보다 5배 이상 높다. 보라색 빛깔을 내는 색소인 안토시닌이 강력한 항산화, 항염증 작용을 하므로 노화를 방지하고, 모세혈관을 강화하여 치매예방에도 효과가 있다.
* 콩: 저렴하면서도 훌륭한 단백질 공급원이다. 동물성 단백질에서 볼 수 있는 필수아미노산이 포함되어 있으므로 밭에서 나는 고기라고도 한다. 지방이 적고 비타민이 풍부하여 심장질환을 예방하고 비만을 감소하며 변비, 고혈압, 당뇨병에 효과가 있다. 여러 종류의 콩이 있으므로 계절에 따라 다양한 음식을 만들어 먹을 수 있다. 콩으로 잡곡밥을 해 먹으면 탄수화물의 섭취를 줄일 수 있어 당뇨병의 예방 빛 치료에 효과가 있으며 다이어트에도 좋다.
* 대두: 메주콩이라고도 하며 서양에서도 soybean이라고 부른다. 에스트로겐의 전 단계인 이소프로본이 들어 있어 얼굴 화끈거림과 발한, 질 건조증, 골다공증 등 폐경기 증상을 완화하는 데 탁월한 효과가 있다. 단백질이나 이소프로본뿐만 아니라 장내 유산균을 유지하는 데도 효

과가 있다. 두부, 두유, 콩가루 등 다양한 방법으로 섭취할 수 있다. 간장, 된장, 청국장은 모두 메주콩으로 만든 발효식품이다.

* 귀리: 통곡물은 칼로리가 낮고 섬유질과 단백질이 많아 장운동을 활발히 하여 변비를 예방하고 대장암, 직장암 등을 예방하는 기능이 있다. 또한 비타민 B, E, 마그네슘, 미네랄 등이 풍부하다. 특히 고지방을 섭취하는 사람에게서 많이 발생하는 유방암, 난소암을 예방하는 데 효과적이다. 각종 곡물과 콩을 갈아 만든 미숫가루는 아침식사 대용으로 매우 좋은 음식이다.

* 호박: 대표적인 녹황야채로 섬유질이 풍부하고 칼로리가 낮다. 비타민 C, E, 칼륨 등이 풍부하여 각종 암과 심장질환의 위험을 감소시킨다.

마음 비우기: 잃어버린 나를 찾아서

폐경기 여성들은 기분의 변화가 심하다. 공연한 일로 화를 내기도 하고 섭섭해 하기도 한다. 남편이나 아이들의 말 한마디, 표정 하나에 신경이 곤두서고 불안하고 초초해진다. 자기 자신의 존재가치가 없어 보이고, 무시당하는 것 같아 우울하고 서글퍼진다. 이러한 현상을 '빈둥지증후군(emptynest syndrome)' 이라고 한다. 아이들이 학교로, 결혼으로 집을 떠나면서 오는 상실감으로 나타나는 여러 증상들을 말한다. 그런가 하면 때로는 신이 나고 기분이 좋아져서 모양을 내고 싶고 누구에게나 잘해주고 싶어진다. 기분이 청룡열차를 탄 것처럼 오르락내리락하여 가족들을 어리둥절하게 만든다.

이러한 변화의 원인은 생리적인 호르몬의 변화와 사회문화적인 요인, 그리고 이 두 가지가 결합한 데서 온다. 이에 더하여 또 하나의 원인은 자율신경계가 예민한 데서 오는 정서적인 불편감이다.

자율신경은 우리 몸에서 자동조절되는 것으로 체온, 맥박, 호흡, 근긴장, 내분비선의 기능, 혈액순환 등 내 의지로 조절할 수 없고 몸의 필요에 따라 자동조절되어 우리 몸의 항상성을 유지한다. 자율신경은 교감신경과 부교감신경이 있어서 서로 반대되는 작용을 한다. 예를 들어, 교감신경은 심박동을 빠르게 하고 부교감신경은 느리게 한다. 교감신경은 근육을 긴장시키고 혈관을 수축시키고 혈압을 올라가게 하는 반면, 부교감신경은 근육과 혈관을 이완시키고 혈압을 내린다.

중년기에는 교감신경의 활동이 과도하여, 긴장이 되고 스트레스를 많이 받게 된다. 그 결과 초조하고 안절부절하고 흥분되고 화가 치밀어 오르는 것을 경험하게 된다. 이러한 생리적 변화는 중년기의 여러 가지 생활사건(아이들의 떠남, 남편의 실직, 경제적 어려움, 이혼, 부모의 죽음 등)과 결합하여 위기로까지 몰고 간다. 이것을 '중년기의 위기' 라고 한다.

많은 여성들이 이러한 문제로 병원을 찾아 호르몬 치료를 받거나 진정제, 항우울제 등 정신과적 약물을 먹는다. 이러한 약물은 효과가 없는 것은 아니지만 대부분 부작용이 더 많다. 정신과 의사인 도노반(Donovan)은 위약(placebo: 실제로 효과가 없고 심리적인 효과를 기대하는 약)을 먹었을 때도 호르몬제나 정온제를 먹은 것과 같은 효과가 나타났다고 하면서 약보다는 의료인과의 신뢰관계가 더 중요하다고 하였다.

의사인 수잔 라크(Susan M. Lark)는 자기가 진료한 대부분의 여성들이 스스로 스트레스를 관리하는 방법, 즉 자구책을 찾아서 자신의 문제를 해결하고 있더라고 하였다. 필자도 폐경기 여성들을 면담하면서 여성들이 약물보다는 스스로 찾아낸 자구책으로 약보다 더 좋은 효과를 보았다는 얘기를 들었다.

중년기의 스트레스를 줄이기 위해서는 스스로 스트레스를 줄이는 이완술을 배우며 운동을 하는 것이 도움이 된다. 운동이라고 어렵게 생각할 것 없다. 늘 앉아서 일하는 사람은 한두 시간마다 일어나서 기지개를 켜고 심호흡을 하며 뭉친 근육을 스트레칭하는 것이다. 이렇게 간단한 행동만으로도 마음이 편안해지고 몸이 시원해 지는 것을 느낀다. 운동은 몸과 마음을 편안하게 하고 긍정적인 사고로 행복한 느낌을 갖게 한다. 마음이 편안하면 몸도 편안하고, 우리 몸의 자율신경계가 안정되어 신진대사가 원활하게 된다.

마음과 몸의 이완운동

명상을 통한 이완방법

먼저, 편안하게 눕거나 앉는데 앉을 때는 허리를 곧게 세우고 팔다리는 꼬지 말고 편안하게 앉는다. 가급적 헐렁하고 편안한 옷을 입고 양말도 벗는다. 반지나 장신구도 빼는 것이 좋다. 눈을 반쯤 감고 숨을 천천히 내리쉬면서 목에서 가슴으로, 가슴에서 배로 내린다. 목으로 숨을 쉬면 숨이 차고, 배로 숨을 쉬면 여유가 생긴다.

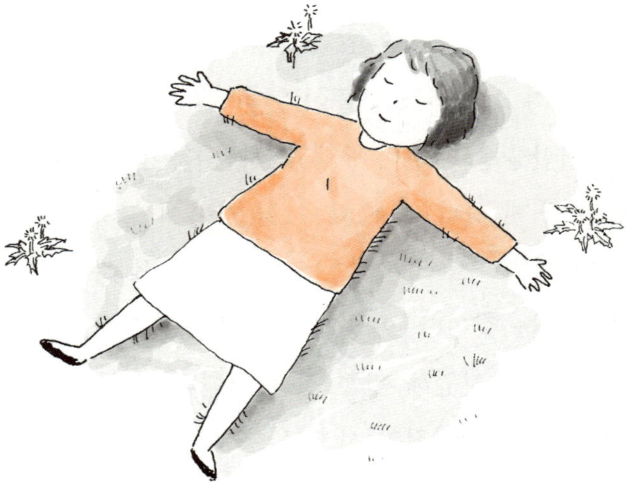

따뜻한 봄날 잔디에 누워보자. 하늘은 푸르고 흰 구름이 지나가고 바람은 살랑살랑 내 머리카락을 간질인다. 따뜻한 햇살이 내 눈꺼풀 위에 내려 쪼이면 내 몸은 어느덧 깊은 바다 속으로 빠져들어가는 느낌을 갖게 된다. 마음이 편안해지고 내 영혼이 자유로워져서 숨어 있던 나 자신을 만날 수 있다. 그러다 잠에 빠져들기도 한다.

이런 완전한 이완상태를 경험하면 이 느낌을 기억하고 있다가 긴장되는 일이 있을 때나 스트레스를 받을 때, 출산과 같은 심한 동통이 있을 때 이와 같은 상상을 하면 쉽게 이완되어 긴장이 풀리고 통증이 적어진다. 실제로 이 방법은 출산여성의 진통 완화방법으로 활용되어 진통제의 사용을 줄이고 있다. 이런 경험을 한 번도 해 보지 못한 여성이라면 지금이라도 한번 해 보기 바란다. 봄날 잔디밭이 아니라도 좋다. 따뜻한 이불속, 목욕탕의 욕조 속, 조용한 해변, 어디든지 편안한 곳에서 조용히 숨을 고르고 배로 깊게 숨을 들이쉬었다가 천천히 내쉬어보자. 온몸이 나긋나긋해지면서 깊은 심연으로 빠져들어가는 느낌을 갖게 될 것이다.

의식집중 이완운동

의식집중이란 운동할 때 호흡을 조절하면서 근육을 긴장시켰다가 다시 풀어줌으로써 산소를 우리 몸의 구석구석으로 보내 기(氣; energy)의 흐름을 원활하게 하는 것이다. 이러한 운동은 일상생활의 잡념과 문제를 날려버리게 한다.

의식집중 운동방법을 알아보자.

• 복식호흡

천천히 배로 하는 호흡은 건강과 활력을 불어넣는 데 매우 중요하다. 복식호흡을 통해 충분한 산소를 전신의 조직과 세포에 보내어 신진대사를 돕는다.

심호흡은 전신의 이완을 돕고 가슴과 복부의 근육을 강하게 한다. 방법은 다음과 같다.

1. 무릎을 펴고 똑바로 눕는다. 발을 약간 벌리고 코로 천천히 숨을 쉰다.
2. 숨을 깊게 들이쉬어 위가 이완되고 공기가 배로 흘러들어가게 한다. 폐가 공기로 차서 팽창되는 것을 볼 수 있다.
3. 들이마신 공기가 기(energy)로 온몸에 차는 것을 상상한다.
4. 천천히 내쉬면서 위와 가슴이 쪼그라들고 공기가 배에서 가슴으로 빠져나가는 것을 상상한다. 온몸의 긴장이 풀리면서 완전한 이완상태에 빠져들게 된다.

• 근육긴장 풀기

중년여성들은 만성적으로 근육이 단단하고 뭉쳐 있다. 오랜 좌식생활이 근육뭉침을 더 악화시킨 것이다. 뭉친 근육에는 충분한 혈액과 산소가 공급되지 못하므로 유산이 쌓여 단단하고 피곤하게 된다. 이것은 오랫동안 습관화된 행동이나 체위 때문이다. 이렇게 근육이 뭉친 것을 풀기 위해서는 움직이는 게 가장 좋다. 움직이면 혈액순환이 좋아져서 뭉친 것이 풀리고, 그러면 불안이 사라지고 평화로운 고요가 찾아온다.

다음은 긴장을 푸는 운동이다.

1. 편안하게 눕는다. 팔다리는 약간 구부리고 손바닥도 내린다.

2. 팔꿈치 앞의 손과 팔을 든다(팔을 완전히 들지는 않는다). 15초간 그대로 유지한다. 팔의 느낌이 어떤가? 단단하고 긴장감이 느껴지는가?
3. 팔을 내리고 이완한다. 팔의 근육이 이완되어 더 편안함을 느낄 것이다.
4. 오른쪽 발을 올리고 발가락을 똑바로 편다. 다리의 느낌이 어떤가? 팽팽한 긴장감을 느끼는가? 발을 내리고 이완한다. 다리의 근육이 훨씬 편안해졌음을 느낄 것이다.
5. 누워서 다른 부분의 근육도 긴장과 이완을 반복해 본다.

기분전환 방법

자기확신요법

이 방법은 부정적이고 불행한 생각을 긍정적인 생각으로 바꾸는 것이다. 자기가 원하는 어떤 부분을 강조하고 다른 부분은 없애버린다.

다음과 같은 확신에 찬 말을 혼자 해보든지 종이에 써 보면 효과가 있을 것이다.

* 폐경기는 나에게 건강하고 행복한 시기다.
* 나는 폐경기를 통하여 내 몸을 더 소중히 생각하게 되

었다.

* 나는 폐경기를 편안하고 쉽게 보낸다.
* 내 몸은 더 건강하고 강해진다.
* 내 몸의 호르몬은 균형을 이루고 정상적이다.
* 내 몸은 신진대사가 잘 이루어지고 있다.
* 내 생식기관은 건강하고 강하다.
* 내 유방은 건강하고 아름답다.
* 나는 내 몸을 사랑한다.
* 내 기분은 편안하고 안정되어 있다.

수치료법

욕조에 더운물을 받고 여기에 천일염 한 컵과 소다 한 컵을 타서 알칼리수로 만들어 20분간 온수욕을 한다. 한 달에 한두 번만 해도 불안과 초초가 없어지고 편안한 마음을 가질 수 있다. 밤에 잠도 잘 온다. 전깃불 대신 촛불을 켜고 음악을 틀면 더욱 효과적이다.

빛 요법

우울하거나 무기력할 때는 주위를 밝게 하는 것이 기분을 전환하는 데 도움이 된다. 겨울이 긴 노르웨이의 베르겐에서는, 겨울에 여름의 낮과 같은 시간의 전깃불 아래서 살게 했을 때 우울증이 줄어들었다는 연구보고가 있다. 날씨가 좋으면 기분이 한결 밝아지고 행복해지는 느낌을 갖게 된다.

젊었을 때는 약간 어두운 것이 무드가 있고 좋아 보이지만 중년 이후에는 밝은 곳을 좋아하게 된다. 어두우면 마음마저 우울해 지고 답답함을 느낀다. 가급적 밝은 데서 생활하자. 빛을 쪼이면 비타민 D 형성을 돕고, 칼슘 흡수를 도와 골다공증의 예방에 도움이 된다.

아침에 일찍 일어나 커튼을 걷고, 맑은 공기와 밝은 햇빛을 창문가득 받아들이면 기분이 상쾌해지고 생기가 나고 살아 있다는 것이 감사하고 행복해질 것이다.

단전호흡

단전호흡의 원리

내가 의식적으로 알고 있는 나는 전부가 아니다. 나라는 인간은 그저 우주에 존재하는 만물 중의 하나인 개체가 아니라 우주와 하나로 연결되어 있어 우주의 근원 안에 살아 숨 쉬는 존재다. 명상을 통해 내 안에서 나를 살게 하는 근원을 확인할 수 있다. 나와 우주, 인간과 자연의 근원적 통합을 마음속 깊은 곳에서 직접 체득하기 위해서 명상을 수행하게 된다. 명상은 분산된 생각과 감정을 한곳에 모아 잡념을 가라앉히며 내면을 고요하게 하여 뇌파를 안정시키는 '이완된 집중' 상태다. 명상을 통해 빠르게 흐르던 뇌의 베타파(β wave)는 느리고 안정적인 알파파(α wave)로 변화되어 고요하고 자신에게 집중하게 하여, 감정은 물론 몸과 마음을 컨트롤하게 된다.

단전호흡은 효과적인 명상방법 중의 하나이다. 호흡을 조절하면서 기(氣)운의 흐름에 따라 다양한 명상동작을 취하게 되면 생명의 원천인 기가 쌓이게 된다. 명상동작은 천천히 낮은 강도로 바꾸기 때문에 피로 물질인 젖산이 축적되지 않는다. 명상 동작들은 근육을 신장시키고 여성생식기계, 유방, 갑상선과 내분비계를 활기차고 균형 있게 만든다. 명상을 할 때는 자세보다는 호흡이나 마음을 가라앉히는 데 초점을 두는 게 중요하다. 호흡이 잘 되어 몸이 충분히 이완되면 몸의 움직임은 저절로 따라가기 마련이다. 호흡을 하면서 몸을 천천히 움직이면 손상을 최소화할 수 있다. 그리고 몸과 정신은 최상의 상태를 유지하게 된다.

단전호흡의 방법

1. 이완되고 서두르지 않는 태도로 실천한다. 적절한 시간을 잡아 10~30분 정도 하며 급하게 느끼지 않아야 한다. 장소는 조용하고 평화롭고 어수선하지 않는 곳이 좋다.

2. 평평한 곳에 매트나 담요를 깐다. 명상을 하는 동안 편안하게 만들어 준다.
3. 느슨하고 편안한 옷을 입는다. 발은 움직임이 자유롭고 미끄러지지 않도록 양말을 신지 않는다.
4. 운동 전에 대소변을 본다. 식후라면 최소 2시간 후에 한다.
5. 가장 기본이 되는 자세를 취한다(허리를 곧게 펴고 편안하게 앉아 눈을 반쯤 감는 자세). 자세를 적절하게 취하는 것이 좋은데 이것은 불편감을 완화하는 효과가 있다.
6. 몇 분씩이라도 매일 하는 것이 가장 좋다.
7. 마음으로 자세를 그린다. 그런 뒤 적합한 자세를 취한다.
8. 자세는 천천히 바꾼다. 그러면 근육은 유연해지고 손상을 예방할 수 있다.
9. 명상 동안 호흡의 흐름을 따른다. 중요한 것은 호흡을 끊지 않는 것이다. 호흡의 흐름에 따라 몸을 맡긴다.
10. 스트레칭 동작 후에는 몇 분간 휴식을 취한다.
11. 최고의 자세를 취하려고 애쓰지 말고, 느리게 서두르지 않는 모습으로 자세를 취하다 보면 근육, 인대, 관절은 점진적으로 이완된다. 자신이 지나치게 유연한데 스스로 놀랄 수도 있다.
12. 자기 능력 이상으로 자세를 취하여 통증과 불편함을 느낀다면 불편함이 없을 때까지 스트레칭의 양을 줄인다.

1. 편안히 누웠다가 다리 들어올리기

• 동작

1. 편안히 누워 팔다리를 몸에 맞게 벌리고 심호흡하면서 몸과 마음을 이완한다.
2. 왼발 들어서 왼손으로 무릎을 잡고 오른손으로 발목을 잡는다.
3. 숨을 들이마시면서 다리를 들어 펴주었다가 숨을 내리쉬면서 다리를 내려놓는다. 이 동작을 3회 반복한다.
4. 반대편 다리도 같은 방법으로 시행한다.

• 효과

1. 등과 복근을 신전시킨다.
2. 골반의 혈액순환을 좋게 한다.
3. 마음이 이완되고 뇌파가 안정된다.
4. 안면홍조, 위축성 질염, 골다공증이 완화되고 골반질환이 예방된다.

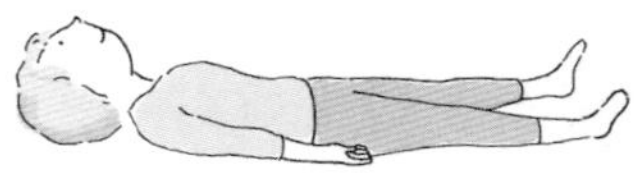

편안히 눕기

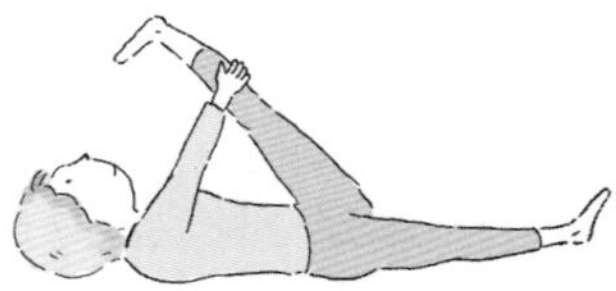

다리 들어올리기

2. 골반과 허리 들어올리기

• 동작

1. 누워서 엉덩이를 바닥에 대고 무릎은 구부리고 발바닥을 바닥에 댄다.
2. 숨을 들이마시면서 천천히 엉덩이와 허리를 들어 준다.
3. 숨을 토하면서 엉덩이와 허리를 내리고 다리를 펴준다.

• 효과

1. 요추와 골반을 교정해 준다.
2. 안면홍조, 위축성 질염, 골다공증이 완화되고 골반질환이 예방된다.

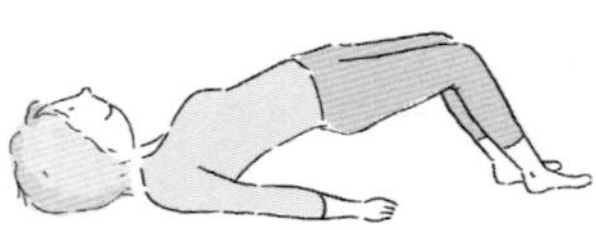

골반과 허리 들어올리기

3. 엎드려 발 들어올리기

• 동작

1. 엎드린 상태에서 양손은 편안한 위치에 대고 양발 끝을 바닥에 댄다.
2. 숨을 들이마시면서 왼발을 높이 들되 반대편 발끝은 쭉 펴준다. 이때 머리, 목, 척추는 수평이 되어야 한다.
3. 숨을 내쉬면서 왼발을 천천히 내려놓는다.
4. 오른발도 같은 방법으로 시행한다.

• 효과

1. 복압을 증진시켜 생식기계를 강화한다.
2. 폐경증상들이 완화된다.
3. 허리가 강화되어 요통이 예방되고 자궁의 위치가 교정된다.

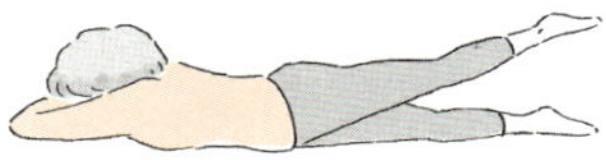

엎드려 발 들어올리기

4. 양발 머리 뒤로 들어올려 주기

• 동작

1. 누워서 숨 들이마시면서 양손으로 허리 받치고 양발을 수직으로 들어올린다.
2. 이 상태에서 양발을 머리 뒤로 넘긴다.
3. 숨을 내쉬면서 양손바닥에 대고 처음 상태로 되돌아온다.

• 효과

1. 안면홍조와 다른 폐경증상완화에 도움이 된다.
2. 하지 정맥류와 부종이 완화된다.
3. 등은 신전되고 목과 복부는 이완된다.

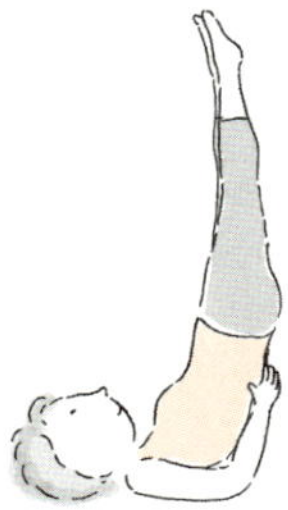

양발 머리 뒤로 들어올리기

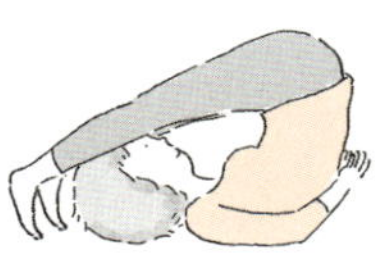

양발 머리 뒤로 넘기기

5. 무릎 구부려 고개 숙이기	
• 동작 1. 무릎을 구부리고 앉는다. 2. 숨을 들이마시면서 손을 앞으로 모으고 이마가 손등에 닿을 정도로 머리를 숙인다. 이때 척추는 반듯이 펴준다. 3. 숨을 내쉬면서 동작은 원위치로 한다. • 효과 1. 폐경의 불안과 민감함에 아주 효과적이다. 2. 생식기계의 순환이 촉진된다.	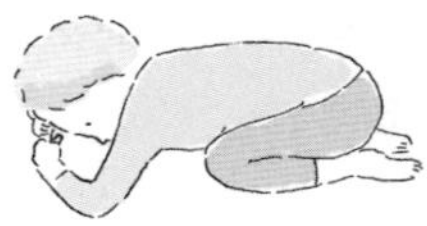 무릎 구부려 고개 숙이기

6. 양 손바닥 대고 상체 들기	
• 동작 1. 엎드린 상태에서 양손은 어깨 아래를 짚는다. 2. 숨을 들이마시면서 천천히 머리, 목, 척추의 순으로 상체를 들어 준다. 3. 고개를 뒤로 젖혔다가 숨을 내쉬면서 원위치로 돌아간다. • 효과 1. 중년기 우울을 완화하고 기분을 좋게 한다. 2. 허리와 척추의 통증을 경감한다. 3. 골반의 순환과 심폐기능을 활성화 한다.	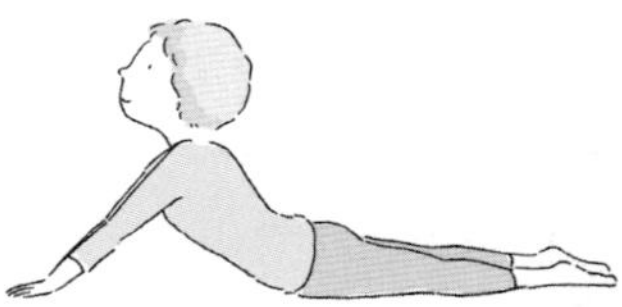 양 손바닥 대고 상체 들기

7. 양 발목 잡고 몸 전체 들어주기

• 동작

1. 엎드린 상태에서 양손으로 양 발목을 잡는다.
2. 숨을 들이마시면서 배 부분만 바닥에 대고 몸 전체를 들어 앞뒤로 반동을 준다.
3. 숨을 내쉬면서 몸을 풀고 손과 발을 내려놓는다.

• 효과

1. 폐경기 우울, 피로, 기면을 경감한다.
2. 기분전환을 유도한다.
3. 변비와 월경불순에 효과가 있다.

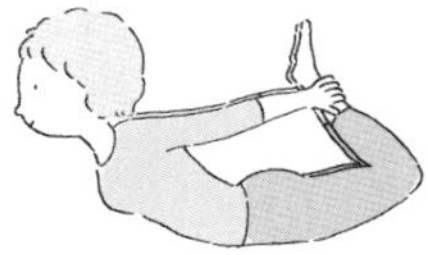

양 발목 잡고 몸 전체 들어주기

8. 발끝 잡고 허리 숙이기

• 동작

1. 양손으로 양 발가락을 감싸 쥔다.
2. 숨을 들이마시면서 엄지발가락 끝이 배꼽에 닿을 정도로 상체를 숙인다.
3. 숨을 내쉬면서 상체를 든다.

• 효과

1. 생식기계의 순환이 촉진된다.
2. 골반이 강화된다.
3. 폐경기 불안과 민감함에 효과적이다.

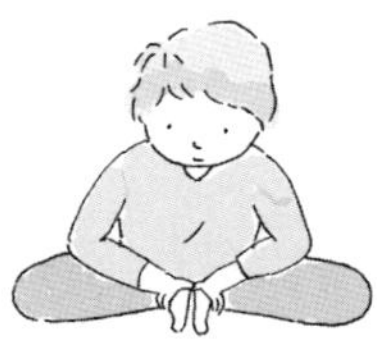

발끝 잡고 허리 숙이기

9. 양팔을 좌우로 활짝 펴기	
• 동작 1. 책상다리로 앉아서 양팔을 앞으로 뻗어 손바닥을 붙인다. 2. 숨을 들이마시면서 양팔을 양옆으로 가슴이 활짝 펴지도록 젖힌다. 3. 숨을 내쉬면서 양팔을 편안하게 내린다. 4. 3회 반복한다. • 효과 1. 어깨, 가슴, 등이 이완되고 신전된다. 2. 어깨통증과 심폐기능이 강화된다. 3. 골다공증이 예방된다.	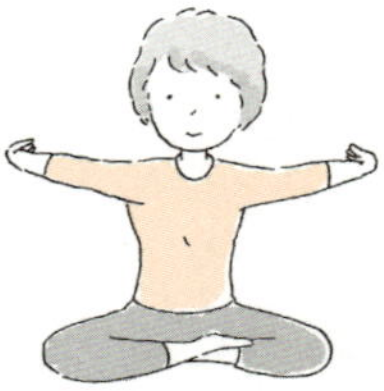 양팔을 좌우로 활짝 펴기

이와 같은 명상 동작들은 노화에도 유용하다. 동작의 교정에 앞서 처음 1~2주간 하게 되면 유연성과 신체적 접합성이 길러진다. 명상은 기본적으로 매일하거나 이틀에 한 번씩 규칙적으로 실천하는 것이 중요하다. 물론 폐경기의 명상은 적절한 영양과 다른 생활습관이 조화를 이루어야 한다.

정기 건강검진: 아는 것이 힘이다

인생에 있어 행복의 제일 조건이 무엇이냐고 물으면, 많은 사람들이 건강이라고 한다. '건강을 잃으면 모든 것을 잃게 된다. 돈도, 명예도, 지위도, 사랑하는 사람도…….' 그래서 건강은 건강할 때 지켜야 한다. 건강검진의 중요성은 아무리 강조해도 지나침이 없다. 조기발견과 조기치료는 가장 경제적으로 병을 치료하는 방법이다. 그에 더하여 예방적 생활습관은 건강을 유지하고 더 건강하게 하는 데 필수조건이다. 요즘 우리나라는 식생활이 개선되고 전 국민 의료보험이라는 의료체계에 따라 국민의 건강 수준이 많이 향상되었다.

그러나 다른 건강생활습관, 예를 들어 운동이나 음식, 보완대체요법 등에 비해 정기 건강검진을 받는 사람은 많지 않다. 특히 여성은 정기적인 건강검진을 받는 경우가 매우 드물다. 여성생식기와 관련된 검진은 더욱 그러하다.

여성이 건강검진을 받지 않는 데는 몇 가지 이유가 있다.

첫째, 검진 받는 부위가 소위 치부(恥部)라고 하는 노출하고 싶지 않는 성기이기 때문이다. 그러므로 아주 위급하거나 아픈 경우가 아니면 병원에서 검진 받을 용기가 나지 않는다.

둘째, 건강검진에 할애할 시간이 없다. 병원에서 건강검진을 받기 위해서는 최소한 한나절 혹은 하루가 소요된다. 예약을 해도, 가고 오는 시간과 기다리는 시간 등을 합하면 거의 하루해가 다 간다. 그러므로 바쁜 일상생활 중에서 특별히 아픈 데도 없는데 검진을 받기 위해 하루를 소비한다는 것이 쉽지 않다.

셋째, 자신의 건강에 대한 관심은 가정생활에서 우선순위 최하위에 있다. 자녀, 남편, 부모가 아프면 얼른 병원에 가서 치료를 받게 하고 회복을 위해 정성껏 간호를 하지만 막상 자기가 아플 때는 참을 만큼 참고 참지 못할 때에야 병원을 찾는다. 이것은 가족 내에서 여성의 역할과 관련이 있는데 여성, 어머니, 주부라는 존재는 자신보다 가족을 먼저 생각하기 때문이다. 자신을 위해 병원에서 보내는 시간과 비용보다 가족들의 요구가 우선적이기 때문이다. 큰맘 먹고 병원에 검진을 받으려고 날을 잡았다가도 집안에 다른 일이 생기면 이 일은 미뤄지기 마련이다. 검진을 위해 마련해 두었던 돈도 가족들에게 돈이 필요하면 우선 거기에 쓰게 된다. 이렇게 하여 자신을 위한 건강검진은 차일피일 미뤄지게 되고 그러다 병이 깊어진 후에야 병원을 찾아 진작 검진 받지 못한 것을 후회하는 경우가 많다. 이런 경우, 남편이나 자녀들은 어머니가 무식해서 병을 키웠다고 오히려 아내, 어머니를 원망한다. “진작 병원에 가보라니까 괜찮다더니……. 미련하게 굴다가 사람 고생시키네.” 이런 대접을 받을 때는 정말 억울하다. (‘누가 가야 한다는 것을 몰라서 안 간 줄 아느냐.')라며 속으로 이렇게 중얼거린다.

필자는 제자들에게 어버이날 선물을 위해 종합병원 건강검진권을 선물하라고 권한다. 그러면 자녀의 배려와 관심이 기특해서라도 건강검진을 받게 될 것이다. 사실 부모님 건강만큼 더 좋은 선물이 어디 있겠는가? 건강검진을 통해 조기에 암이나 혹은 만성질병을 발견하여 치료할 수 있다면 이보다 더한 효도는 없을 것이다.

넷째, 병원에 가면 기분이 나쁘다. 병원에는 모두 환자만 있는 것 같다. 적어도 자신은 그들과 같지 않고 건강하다고 생각하는데 같은 부류로 취급되는 것이 기분 나쁘다. 큰 병원에 가면 모든 사람이 바삐 움직이고 방향표시가 어지러워 어디를 어떻게 찾아가야 할지 어리둥절하다. 누구에게 물어 보려고 해도 어느 사람에게 물어야 할지 잘 알 수 없고 시원하게 대답해 주는 사람도 없다. 갑자기 바보가 된 느낌이다. 이에 더해 병원 직원들의 불친절한 말과 태도는 모처럼의 병원방문이 다시는 가고 싶지 않은 곳으로 만들고 만다. 최근에는 각 병원이 고객 중심의 경영을 하여 이러한 문제가 많이 줄어들기는 하였지만 어쨌든 병원을 간다는 것은 유쾌한 것이 못된다.

다섯째, 이것이 가장 중요한 이유이다. 즉, 결과에 대한 두려움이다. 결과가 좋지 않으면 어쩌나, 혹 암이라고 하면 어쩌나, 돈이 많이 드는 수술이라도 하라고 하면 어쩌나……. 이런 두려움으로 병원에서 검진을 받는다는 것 자체가 겁이 난다.

이와 같은 이유로 여성은 조기검진이 중요하고 꼭 받아야 한다는 것을 알면서도 검진받기를 꺼리게 되고 미루게 된다. 더구나 1년에 한 번씩 정기적으로 검진을 받기는 더욱 어렵다.

그럼에도 불구하고 정기적인 건강검진은 받아야 한다. 위의 모든 불편함을 감수하고라도 건강검진을 받아야 할 충분한 이유가 있고 이익이 되기 때문이다. 건강검진은 가장 적은 비용과 시간으로 가장 큰 혜택을 받을 수 있는 방법이다.

자가검진

병원에서의 체계적인 검진 외에 집에서 자기 스스로 자가검진할 수 있는 것이 있다. 평소에 자가검진을 해서 자신의 건강상태를 알면 병원에서 검진받는 회수를 줄일 수 있다. 어떤 질병이 자신에게 잘 발생할 수 있는지를 파악할 수 있는 문진표도 좋은 자가검진 방법이다. 건강검진에 앞서 정확한 문진표를 작성하는 것은 질병의 발병 가능성을 거의 80% 예측할 수 있다.

다음은 몇 가지 여성 질병에 대한 위험요인이다. 자신이 어느 정도 위험요인에 노출되어 있는지 체크해 보자.

이 체크리스트에서 '예' 에 체크되는 것이 많을수록 질병에 걸릴 위험성이 높음을 의미한다. 자가건강체크는 자기 건강상

위험요인 체크리스트

유방암

〈위험요인〉	예	아니요
1. 과거에 유방암을 앓은 적이 있다.	□	□
2. 가까운 여자친척(어머니, 언니, 이모, 외할머니)이 유방암을 앓은 적이 있다.	□	□
3. 유방조직검사에서 비정상적인 세포가 발견된 적이 있다.	□	□
4. 초경이 빠르고(12세 이전) 폐경이 늦었다(50세 이후).	□	□
5. 아기를 낳아본 적이 없거나 늦게 아기를 가졌다(35세 이후).	□	□
6. 고지방 식이를 많이 한다.	□	□
7. 폐경으로 인해 에스트로겐 치료를 받고 있거나 받은 적이 있다.	□	□
8. 유방에 고주파의 X-선 검진을 받았다.	□	□

자궁경부암

〈위험요인〉	예	아니요
1. 연령이 45세 이상이다.	□	□
2. 성생활을 일찍 시작했다.	□	□
3. 성 파트너가 많다.	□	□
4. 10대에 아기를 출산했다.	□	□
5. 인유두종바이러스, 콘딜로마를 앓은 적이 있다.	□	□
6. 질 헤르페스를 앓은 적이 있다.	□	□
7. 비타민 A 섭취가 부족하다.	□	□
8. 비타민 C 섭취가 부족하다.	□	□
9. 엽산의 섭취가 부족하다.	□	□

골다공증

〈위험요인〉	예	아니요
1. 인종적으로 흑인이 아니다.	☐	☐
2. 여자친적 중에 골다공증을 가진 사람이 있다.	☐	☐
3. 폐경이 빨리 되었다(40세 전).	☐	☐
4. 키가 작고 마른 체형이다.	☐	☐
5. 출산을 한 적이 없다.	☐	☐
6. 술을 많이 마신다.	☐	☐
7. 커피를 많이 마신다.	☐	☐
8. 담배를 피운다.	☐	☐
9. 칼슘섭취가 적다.	☐	☐
10. 비타민 D가 부족하다.	☐	☐
11. 짜게 먹는다.	☐	☐
12. 단백질 섭취를 많이 한다.	☐	☐
13. 만성적인 설사나 위 혹은 장 수술을 하였다.	☐	☐
14. 코티손 약물을 사용한다.	☐	☐
15. 갑상선 약을 사용한다.	☐	☐

태를 스스로 확인하여 예방 및 조기검진을 받을 수 있는 동기를 제공한다.

유방자가검진

최근에 여성의 유방암 발생률이 증가하고 있다. 젊은 층에서는 술과 담배, 중년층에서는 호르몬제 사용 등이 유방암 발생을 증가시키는 중요한 요인이 되고 있다. 유방암은 자궁암과는 달리 자가검진이 가능하므로 조기발견이 훨씬 쉽다. 유방에 멍울을 발견하고 병원을 찾아온 여성 중에 목욕탕에서 때를 밀다가 우연히 발견했다는 경우가 의외로 많은 것에서도 알 수 있다. 유방자가검진은 암뿐만 아니라 양성낭종이나 임파선 결절과 같은 것도 발견할 수 있다. 그러므로 멍울이 만져진다고 하여 다 암은 아니므로 너무 놀랄 것은 없다. 일단 정상과 다른 것이 관찰되거나 만져지면 전문병원을 찾아가 정밀검사를 해 본 후, 그 결과에 따라 치료방법을 결정하면 된다.

평소에 자신의 정상적인 유방의 모양이나 월경주기에 따른 변화정도를 익혀두면 정상과 비정상을 감별하는 데 도움이 된다. 그러므로 목욕이나 샤워 후에 거울을 볼 때는 얼굴만 볼 것이 아니라 유방을 유의 깊게 관찰하는 습관을 기르는 것이 좋다.

유방자가검진은 X선 유방촬영의 횟수를 줄일 수 있다. 불필요하게 잦은 X선 노출은 오히려 발암요인이 된다. 매달 실시하는 자가검진에서 이상이 발견되지 않으면 유방촬영은 2~3년에 한 번씩 해도 무방하다. 유방자가검진은 그 방법을 조금만 배우면 누구나 쉽게 할 수 있으며, 시간과 돈을 절약할 수 있고 효과가 매우 좋은 방법이다. 유방자가검진방법을 익혀두고 반복해서 시행하면 숙련되어 5~10분 정도면 끝낼 수 있다. 병원에서 소요하는 시간에 비하면 얼마나 경제적인지 모른다. 18세 이상의 모든 여성들에게 유방자가검진을 습관화하도록 교육하는 것은 여성의 건강을 위해 충분한 가치가 있다.

좀 더 구체적으로 유방자가검진 방법을 알아보자.

검진 시기와 횟수

유방자가검진은 한 달에 한 번씩 한다. 시기는 월경이 끝난 후 5일 이내에 하는 것이 정확한 결과를 확인할 수 있다. 월경 끝난 후 5일 이내는 월경주기 중 휴식기로 에스트로겐의 분비가 가장 적어 유방의 유선엽 증식에 의한 정상적인 덩어리가 만져지지 않기 때문이다. 5일 이후는 에스트로겐이 분비되어 유선엽이 증식되어 덩어리가 만져질 수 있으므로 종양에 의한 덩어리와 유선엽의 증식에 따른 정상적인 덩어리와 구별이 어렵기 때문이다. 그러므로 평소에 자신의 유선엽 덩어리의 크기를 미리 기억해 두면 정상적인 덩어리와 비정상적인 덩어리를 구별하는 데 도움이 된다. 검진시간은 목욕이나 샤워를 할 때 비누칠한 손이나 로션이나 크림을 바르고 하면 미끄러워서 촉진하기가 쉽다.

검진방법

*[1단계] 시진: 눈으로 관찰하는 검진이다.

• 윗옷을 벗고 거울 앞에 서서 팔을 내린 상태에서 양쪽 유

방의 모양과 피부상태를 자세히 관찰한다. 유방의 모양이 대칭인가? 피부에 어떤 이상증상이 없나? 유두의 모양은 어떠한가? 등을 관찰한다.

- 팔을 머리 위로 올리고 가슴을 오른쪽 왼쪽으로 돌려가며 보고 이렇게 움직일 때 유방의 모양에 어떤 변화가 있는지 관찰한다.
- 손을 허리에 짚고 허리를 굽히고 팔꿈치와 어깨를 앞으로 당기면서 유방의 모양에 변화가 있는지 관찰한다.
- 다음과 같은 변화가 있으면 병원에 가서 전문의사의 진찰과 유방촬영 등 정밀검사를 하여 이상 유무를 확인한다.
  - 유방의 한쪽이 불쑥 튀어 나왔거나 움푹 들어간 경우
  - 피부에 혈관이 팽창되어 굵은 핏줄이 보이는 경우
  - 피부의 한 부분이 귤껍질처럼 울퉁불퉁한 경우
  - 젖꼭지가 부분적 혹은 전부 쑥 들어간 경우
  - 팔을 올리거나 내렸을 때 유방의 한부분이 당기는 경우

*[2 단계] 촉진(서서 하는 방법): 서 있는 상태에서 손으로 유방을 체계적으로 촉진한다.

- 왼팔을 머리 위로 올리고 오른손으로 왼쪽 유방을 촉진한다. 손을 머리로 올리는 것은 유방의 노출부위를 넓게 하기 위해서다.

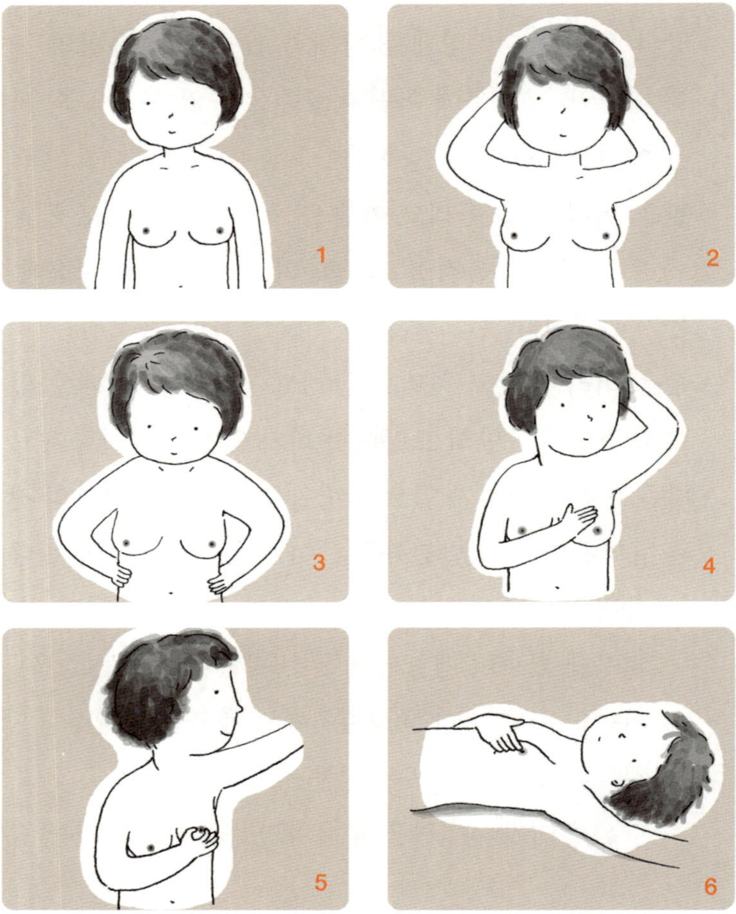

■ 유방자가검진 방법

1. 손을 아래로 내리고 거울을 보고 유방을 자세히 관찰한다.
2. 손을 머리 뒤로 올리고 유방의 모양이 변하는지 관찰한다.
3. 손을 허리에 놓고 가슴을 앞으로 약간 숙이고 유방의 모양이 변하는지 관찰한다. 가슴을 왼쪽, 오른쪽으로 돌리면서 유방 모양에 변화가 있는지 확인한다.
4. 손가락을 펴서 유방을 위에서부터 차례로 돌려가면서 약간 누르듯이 촉진한다.
5. 젖꼭지를 눌러보고 짜보고 어떤 분비물이 있는지 확인한다.
6. 누워서도 촉진해 본다.

• 손바닥을 펴서 2, 3, 4번째 손가락으로 겨드랑이와 쇄골 밑 흉골 옆의 임파선을 촉진하여 어떤 멍울이 있는지를 확인한다.

• 유방의 윗부분부터 손가락에 힘을 주어 누르면서 시계방향으로 크게 원을 그리며 순서적으로 촉진한다. 한 바퀴를 돈 후 한 손가락 안쪽으로 옮겨 같은 방법으로 돌려가며 촉진하고 안쪽으로 옮겨 촉진한다.

• 유륜을 촉진하고 마지막으로 젖꼭지를 짜서 어떤 분비물이 나오는지 확인하다.

• 오른쪽 유방도 같은 방법으로 촉진한다.

*[3 단계] 촉진(누워서 하는 방법): 누운 상태에서 손으로 유방을 체계적으로 촉진한다.

• 누워서 촉진하면 간혹 서서 발견되지 않던 멍울이나 덩어리가 발견될 수 있다. 누워서 할 때는 유방을 충분히 노출하기 위해 어깨 밑에 타월이나 베개를 받치고 왼손을 머리 밑에 두고 오른손으로 왼쪽 유방을 촉진한다. 촉진하는 방법은 서서하는 것과 같다. 반대쪽도 같은 방법으로 촉진한다. 둥글게 촉진할 수도 있고 유방 바깥부분부터 젖꼭지 쪽으로 방사선으로 촉진하는 방법도 있다. 어느 방법이든지 빠지는 부분 없이 고루 순서적으로 촉

진하는 것이 중요하다.

촉진하는 과정에서 멍울이나 덩어리가 만져지면 움직이는지 아니면 딱딱하게 고정되어 있는지, 멍울의 경계가 뚜렷하게 구분이 되는지 아니면 불분명한지, 눌렀을 때 어떤 통증이 있는지 등을 확인해 보고 유방을 4등분하여 어느 부분에 있는지 확인한다. 유두에서 어떤 분비물이 나오는지도 확인한다.

어떤 이상이 발견되면, 유방 전문병원이나 유방 클리닉에 가서 전문의사의 진찰과 정밀검사를 받아야 하는데 진찰을 받기 전에 이런 사전정보를 의사에게 얘기하는 것은 진단에 도움이 된다.

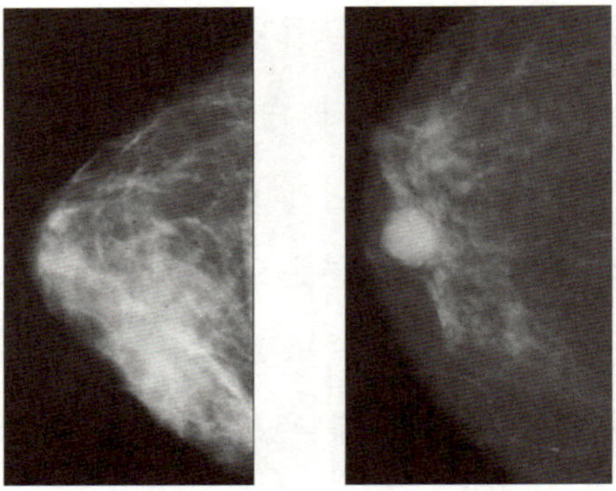

정상 유방조직 종양이 있는 유방조직

■ 유방 X-선 검진

자궁암 조기검진

자궁암은 자궁경부암과 자궁내막암이 있다. 이 중 경부암이 90%를 차지한다. 자궁암 조기검진은 경부암에 대한 조기검진이다. 경부암은 조기에 발견하면 거의 100% 완치되지만, 시기를 놓쳐 1기가 넘으면 5년 생존율은 급격히 줄어든다. 많은 여성들이 조기발견의 중요성을 알고 있으나 당장 아픈 곳이 없으므로 차일피일 검진 시기를 놓쳐 출혈이 있은 후에야 병원을 찾게 된다. 출혈은 환자가 자각할 수 있는 초기증상이지만 출혈이 있으면 암은 이미 많이 진행된 상태다. 그러므로 증상이 없을 때 꾸준히 정기검진하는 것이 필요하다. 조기검진만이 가장 효과적인 치료와 예방법이다. 20세 이상 여성은 1년에 한 번 자궁암 조기검진을 받으면 자궁암을 조기진단, 치료와 예방을 할 수 있다.

자궁암 예방주사

최근에는 자궁암 예방주사가 나와 여성들의 환영을 받고 있다. 진찰대에 올라가서 치부를 보이지 않고 주사 한 방으로 자궁암을 예방할 수 있다니 이보다 더 좋을 수가 어디 있는가! 이것은 분명 희소식이다. 그러나 예방주사 하나로 자궁암이 모두 예방되는 것은 아니니 너무 과신하지 말자. 아직은 연구하고 개선해야 할 것이 너무 많은 방법이기 때문이다.

그러면 어떻게 해서 자궁암 예방주사가 나오게 되었는가?

자궁암의 요인은 많지만 90%가 인유두종 바이러스(Human Papilloma Virus: HPV)의 감염으로 발생한다는 것이 밝혀졌다. 자궁경부암을 앓은 여성의 90%가 인유두종 바이러스를 갖고 있었다는 것이다. 특히 성파트너가 많거나 담배를 피우고, 성병에 감염된 경험이 있는 여성에게서 많이 발견되었다. 그러므로 여성들이 생식기 검진을 할 때는 인유두종 바이러스 검사를 해서 만일 발견이 되면 치료를 해야 한다.

인유두종 바이러스는 20여 종의 유형이 있는 데, 16번이 자궁암의 발생과 관계가 있어서 16번 염색체를 이용하여 자궁암 예방백신이 개발되었다. 이 백신은 바이러스의 변형으로 약 50% 정도의 효능이 있다. 성생활을 시작하기 전에 맞아야 효과가 있으므로 10살 전후 어린이에게 접종해야 효과가 있다. 그러나 성관계를 시작하지 않은 여성은 그 이후에 접종해도 된다. 무엇보다 무분별한 성행위를 하지 말고 위생 상태와 영양 상태를 좋게 하여 인유두종 바이러스가 활동하지 못하게 하는 것이 가장 좋다. 자궁경관에 염증이 있으면 질확대경 검사로 조직검사를 할 수 있다. 또한 질, 외음, 경관에 사마귀 모양의 콘딜로마(흔히 곤지름이라고 한다)가 발생하면 인유두종 바이러스에 의한 것이므로 즉시 제거하고 치료해야 한다.

질 세포진 검사(파파니콜로우 검사; Pap smear)

질 세포진 검사는 간단하면서도 효과적인 자궁암 진단방법이다. 이것은 보통 일반 골반 검사와 함께 하는데 검사를 받기 전에 반드시 소변을 보아야 한다. 그 이유는 자궁이 방광과 직장 사이에 있기 때문에 방광이 차 있으면 자궁을 촉진하기가 어렵고 정확한 진단을 내릴 수 없기 때문이다. 검진 48시간 전에는 질 세척을 하지 말고, 24시간 전에는 성교를 하지 않아야 정확한 분비물을 채취할 수 있다.

여성에게 있어 진찰대에 눕는 것이 쉽지는 않을 것이다. 누구나 숨기고 싶은 부분을 노출해야 되기 때문이다. 검진실은 최대한 프라이버시를 지켜주는 시설로 가급적 편안하게 검진받을 수 있도록 준비되어 있지만 병원에 따라서는 그렇지 못한 곳도 있다. 간호사의 도움을 받아 진찰대에 눕지만 심리적으로는 피하고 싶어 자꾸만 긴장이 되고 다리를 오므리게 된다. 이때는 배로 천천히 숨을 쉬고 머리로는 기분 좋은 일을 상상하면서 긴장을 풀면 한결 편안해진다. 검사 부위가 잘 나타나야 편안하고 정확한 검사를 할 수 있기 때문이다.

의사는 외음을 관찰하고 질경을 삽입하여 경부의 세포를 채취할 것이다. 경부에는 신경이 없으므로 통증이 없다. 만일 통증을 느낀다면 심리적 긴장과 불안으로 인한 것이니 마음을 편안하게 갖도록 하자.

필요한 검사물을 채취하고 의사는 복부를 촉진하여 자궁, 난소, 난관 등에 종양이나 크기의 변화가 있는지 확인한다. 최근에는 질 초음파로 정확하고 빠르게 검진하며 결과도 바로 알 수 있다. 모니터를 통하여 경부나 자궁의 초음파 사진을 직접 볼 수도 있다. 질 분비물(냉)이나 출혈, 경부의 염증이 있으면 의사는 치료를 하고 추가검사와 조직검사를 할 수도 있다. 검진이 끝난 후에는 휴지로 외음부를 닦고 작은 패드를 착용한다. 때로 소독액이나 검사 물로 옷을 더럽힐 수 있기 때문이다.

검사결과는 직접 병원에서 확인할 수도 있고 특별한 이상이 없으면 전화나 우편으로 확인받을 수 있다. 재검을 위해 다시 병원에 오라는 통보가 와도 놀랄 필요는 없다. 암을 의심해서 그러는 것이 아니라 작은 염증이 있거나 검사결과가 정확하지 않아서 재검할 경우도 있기 때문이다.

자궁암 조기검진은 21세 이후나 첫 성교 후 3년 이내에 검사를 받아야 한다. 30세 이상 여성은 매년 혹은 2년마다 검진을 받는다. 특히 호르몬 치료를 받거나 호르몬 제제를 사용하는 경우 어머니, 언니, 외할머니 등 여성측 친척 중에 자궁암 병력을 가진 경우의 위험요인을 가진 여성은 6개월 혹은 1년에 한 번씩 검진을 받아야 한다. 여성은 대부분 임신을 했을 때 처음 산부인과를 찾아가며, 결혼을 하지 않고 임신을 하지 않은 여성은 특별한 문제가 없는 한 산부인과를 가는 경우가 거의 없다. 그러나 30세 이상이면 2년에 한 번씩 검진을 받는 것이 안전하다. 특히 담배를 피우거나 성생활을 하는 경우는 반드시 검진을 받아야 한다. 70세가 넘은 여성은 마지막 3번의 검사가 정상이고 지난 10년간 모두 정상이었다면 더 이상 검사를 받지 않아도 된다.

골다공증 검진

이 검진은 골밀도를 측정하여 골다공증 정도를 평가하고 골절을 예측할 수 있는데, 주로 손목, 발목, 척추골의 요추, 대퇴골에서 측정한다.

45세 이상, 키가 2~3cm 이상 감소하거나 등이나 허리가 구부러진 듯한 느낌이면 골밀도검사로 엑스레이 촬영을 시행한다. DEXA(Dual Energy X-ray Absorptiometry) 스캐너로 골밀도를 측정하고 골다공증을 진단한다. 이 기계에 의한 검진은 방사선 피폭량이 적고 측정시간이 20분 정도이며 정확도가 매우 높다.

측정결과 해석은 T 점수를 기준으로 진단한다. T 점수는 검사자의 골밀도와 30대 여성의 이상적인 골밀도 수치를 비교하여 골밀도가 30대 여성 평균치보다 아래면 T 점수 −1 이라고 한다 . T 점수가 −1 이상이면 정상이다. T 점수가 −1 이하이고

−2.5 이상이면 골감소증이고, −2.5 이하이면 골다공증으로 진단한다.

골다공증 자가검진

50세 이상의 폐경기 여성과 70세 이상의 남성은 다음 의심점 중 하나 이상, 가능성 중 6~7개가 해당되면 골다공증의 위험이 있다는 것을 의미한다. 이 경우는 전문병원에서 골밀도 검사 등 전문검진을 받고 일상생활과 식이요법을 통해 적극적인 예방과 더 이상 골소실과 골다공증이 진행되지 않도록 해야 한다.

* 의심점: 한 항목이라도 해당되면 골다공증을 의심할 수 있다.
  - □ 최근에 키가 줄어든 것 같다.
  - □ 최근에 허리나 등이 굽어진 것 같다.
  - □ 사소한 일에 뼈가 손상 받았다(손, 발의 긴 뼈에서).

* 가능성: 6~7개 항목이 해당되면 골다공증 가능성이 있다.
  - □ 평소 유제품을 먹지 않거나 먹기 어렵다.
  - □ 뼈채 먹는 생선이나 두부를 별로 먹지 않는다.
  - □ 담배와 술을 즐기는 편이다.

- □ 날씨가 좋아도 거의 외출을 하지 않는다.
- □ 운동은 물론 몸을 거의 움직이지 않는다.
- □ 비교적 마른 체격이다.
- □ 가족 중 골다공증을 진단 받은 사람이 있다.
- □ 당뇨병이나 위장절제수술을 받은 적이 있다.
- □ 아기를 출산한 경험이 없다.

일반 신체검진

우리나라는 전 국민 의료보험에 가입이 되어서 2년에 한 번씩 건강검진을 받도록 제도적으로 규정되어 있다. 직장보험자는 직장에서 지정한 병원에서 검진을 받고 지역보험자도 거주지 주변의 일정 병원에서 검진을 받도록 우편으로 통지가 간다. 아무리 바빠도 이 검진은 꼭 받는 것이 좋다. 1차 검진에서 약간의 이상소견이 발생되면 더 큰 병원(2차 혹은 3차 병원)에서 정밀 검사를 받을 것을 권한다. 이때 심각한 질병이 발견되는 경우가 흔하므로 1차 검진을 소홀히 하지 말고 반드시 검진을 받고, 결과에 대해 의료진의 권고를 따르도록 하는 것이 더 큰 질병을 예방하는 첩경이 된다.

일반적으로 하는 건강검진은 다음과 같다.

* 문진표 작성: 자세한 질문지에 의한 문진(질문의 답변에 의한 진단)은 임상 검사보다 정확한 진단을 내릴 수 있는 단서가 되는 경우가 많다. 그러므로 문진표에 따라 정확하고 솔직하게 자신과 가족의 병력, 일상생활 습관을 문진표에 기록하거나 질문에 답한다.
* 체중측정: 평소 체중과 체중의 증가 혹은 감소는 영양 상태나 건강상태를 예측할 수 있는 중요한 지표가 된다. 그러나 단순한 체중보다는 키와 관련하여 체질량 지수(BMI)를 측정하는 것이 더 정확하다. 체질량지수는 체중을 키의 제곱으로 나눈 것(체중(kg)/키(m^2)= BMI)이다. 체질량지수 기준은 19~24는 정상, 25~29는 과체중, 30이상은 비만, 40이상은 극도비만으로 간주한다.
* 혈압: 혈압은 심혈관질환이나 당뇨, 간질환 등이 있을 때 올라갈 수 있다. 혈압은 하루 중에도 변화가 있고 식사, 운동, 감정 변화로 약간의 차이가 있다. 그러나 대체로 수축기압 100~120mmHg, 이완기압 60~80mmHg 사이에 있다.
* 혈액검사: 혈액으로 여러 가지 질병을 검사할 수 있다. 이를 위해서는 공복 시의 혈액을 채취해야 하므로 검사하기 전날 금식한다. 보통 가벼운 식사를 하고 저녁 9시 이후부터 고형음식의 섭취를 금하고 밤 12시 이후부터

어떤 음식이나 물도 먹지 않는다.

* 간기능 검사: 간세포에서 생성되는 효소검사로서 간 기능의 지표를 나타낸다. 간 손상이 있으면 검사 수치가 올라간다. 정상범위는 SGOT: 0~40 U/L, SGPT: 0~40U/L, 총 빌리루빈: 0.2~1.5 mg/dl이다.
* 심지혈 검사: 혈중 콜레스테롤을 검사하는 것으로 심장질환, 고혈압, 당뇨병이 있으면 상승한다. 콜레스테롤은 흔히 좋은 콜레스테롤이라는 고밀도 지단백(HDL) 콜레스테롤과 나쁜 콜레스테롤이라는 저밀도 지단백(LDL) 콜레스테롤이 있다. 여성에 있어서 HDL은 에스트로겐이 분비되는 가임기에 높고, LDL은 에스트로겐이 분비되지 않는 폐경기 후에 높아 동맥경화와 심장질환을 유발한다고 하여 더 경계하고 있다. 그러나 이 두 수치를 합해서 총 콜레스테롤치를 결정하므로 정상보다 높을 경우 동맥경화, 관상동맥질환, 뇌졸중 등의 위험이 있다. 정상치는 총 콜레스테롤이 110~240mg/dl, 고밀도 지단백(HDL) 콜레스테롤 45~65mg/dl, 저밀도 지단백(LDL) 콜레스테롤 40~130mg/dl이다.
* 중성지방 검사: 중성지방이 높으면 동맥경화, 심장의 관상동맥질환의 위험이 있다. 정상치는 50~200mg/dl이다.
* 공복 혈당검사: 공복 때 혈당의 증가는 당뇨병을 의미한

다. 정상은 110mg/dl 이하, 110~126mg/dl는 혈당불내성, 126mg/dl 이상이면 당뇨병을 의심한다.

* 일반 혈액검사: 백혈구, 적혈구, 혈색소, 헤마토크릿 등을 검사한다. 혈색소(Hemoglobin)가 낮으면 빈혈을 암시한다. 11~19g/dl이면 정상이고 10g/dl 이하면 빈혈로 진단한다. 백혈구와 임파구가 높으면 신체 어느 부위의 감염이 있다는 것을 의미한다. 정상은 백혈구 4,000~10,000/㎕, 임파구 20~50%, 적혈구 30,000~50,000/㎕, 헤마토크릿 30~45%이다.
* 소변검사: 소변은 신장으로 들어온 혈액이 신장의 사구체 망을 통해 노폐물이 걸러지고 신세뇨관의 삼투작용으로 재흡수과정을 거쳐 밀짚색깔의 맑은 액체로 배출된다. 소변에는 어떤 영양물질이나 세균, 혈액산물도 없어야 한다. 만일 이러한 물질이 소변에 있으면 어떤 이상이 있음을 의미한다. 그러나 입자가 적어 사구체 여과망을 통과하는 호르몬, 바이러스, 약물 등은 소변을 통해 배출될 수 있다.
* 대변검사: 기생충이나 잠혈(피) 여부를 검사한다. 대변에 잠혈이 있다는 것은 장내 어느 부위에서 출혈이 있다는 것이다. 이는 암의 주요 지표가 되므로 전문병원에서 대장내시경, 직장내시경, 위내시경 등 전문적인 검진을 받

아야 한다.

* 흉부 X-선촬영: 폐실질 내에 활동성병변(결핵)이나 종양 등 이상증상을 확인한다.

* 복부 초음파: 복부 초음파를 통하여 내장의 간, 담낭, 비장, 신장의 크기와 모양을 촬영하여 이상 유무를 확인한다. 초음파는 과거 X-선으로 볼 수 없는 장기를 볼 수 있고 방사선의 위험이 없어 안전하게 활용되는 검사방법이다.

나이 들어 간다는 것: 잃는 것과 얻는 것

돌아가는 지구를 멈출 수 없고 시간의 흐름을 막을 수 없듯이, 인간이 태어나서 나이가 들고 때가 되어 죽는 것은 어쩔 수 없는 자연의 이치다. 그러나 사람에 따라 그 속도와 양상에 상당한 차이가 나는 것을 볼 수 있다. 육체적으로는 물론 정신적으로는 더욱 그러하다. 삼십대 젊은이가 삶의 의욕을 잃고 무력감에 빠져 자살로서 생을 마감하는가 하면, 환갑이 지나도 나머지 30년을 위해 새로운 계획을 세우고 매일 운동하며 규칙적인 식생활로 활기차게 사는 사람들이 있다. 인간의 수명은 점점 길어져 90~100세까지 사는 경우가 드물지 않으며, 앞으로 120세까지 연장될 것이라고 한다. 단순히 연령적으로만 오래 사는 것이 아니라 역할이나 삶의 질도 과거보다 많아지고 높아졌다.

그렇게 본다면 폐경기인 45~50세 혹은 60세는 인생의 중간으로 지금부터 해야 할 일이 많다. 단지 폐경 전과 하는 일이 조금 다를 뿐이다. 에릭슨은 인간은 태어나서 죽을 때까지 성장·발달한다고 했다. 나이가 들면서 신체적 힘이나 능력은 줄어들었다 할지라도 사물이나 사건에 대한 통찰력이나 판단력은 더 신중해지고 관대해진다. 충동적이거나 집착적이기보다는 한 발 물러서서 전체를 관망하면서 최고가 아닌 차선의 여유를 찾는다.

폐경과 함께 노화가 촉진되어 마치 폐경이 노화의 주범인 것처럼 생각하여 폐경을 무서워하는 여성들이 많다. 그러나 우리 몸의 쇠퇴나 노화는 기관에 따라 다르다. 폐경으로 인한 에스트로겐의 감소는 에스트로겐의 수용체가 있는 우리 몸의 여러 기관, 즉 뇌, 심혈관, 간, 유방, 피부, 난소, 자궁, 질, 뼈 등에 영향을 미쳐 다소간의 기능저하가 나타난다. 이에 따라 힘, 젊음, 아름다움, 순발력, 시력, 기억력, 성욕 등에 변화가 오면서 스스로 늙는다는 것을 실감하고 우울하고 서글퍼진다.

나이 들어 신체적인 능력이 떨어진다는 것은 분명 불편한 일이다. 책을 볼 때마다 돋보기를 써야 하고 순발력이 떨어져 일의 속도가 느리고, 기억력이 떨어져 일일이 메모해 놓지 않으면 잊어버리는 것이 다반사다. 젊고 아름답던 피부가 탄력을 잃어가는 것 역시 슬픈 일이다. 또 그동안의 생활습관에서 비롯된 이런저런 만성병은 때로 생명의 위협을 느끼게 한다. 이렇게 모든 것을 잃고 빈껍데기가 되는가! 한 폐경기 여성은 이렇게 탄식한다. "나는 빈껍데기요, 쓸모없는 사람이다."

그러나 폐경 후의 인생이 결코 쓸모없고 빈껍데기만의 인생은 아니다. 폐경으로 얻는 것이 잃는 것 못지않게 많다. 우선 월경이 없어지니 매달 생리대를 사용하는 불편함이 없어졌다. 월경전 증후군이나 월경통으로 인한 두통, 요통, 하복부통, 메스꺼움, 부종 등의 증상이 없어지고 수영, 온천, 여행, 등산 등 운동을 마음대로 할 수 있다. 임신을 걱정하지 않고 성생활을 즐길 수 있다. 막 폐경이 된 여성은 이렇게 얘기한다. "월경이 끊어지니까 홀가분하고 편해서 좋아요. 자유롭게 해방된 기분으로 스포츠를 즐기고……."

정신적으로나 사회적으로도 여유로운 시간을 즐길 수 있다. 그동안 알뜰하게 살아온 덕분에 경제적으로도 여유가 생기고 아이들과 남편의 뒷바라지에서도 벗어나서 친구들과 모임도 가지고 여행도 하며 자신을 위해 옷을 산다거나 외모 가꾸기도 할 수 있다. 한편으로는 그동안 하고 싶었던 공부를 한다거나 취미생활을 하기도 한다. 일상생활에서 일어나는 스트레스도 그동안의 삶의 지혜를 통해 스스로 다스릴 수 있다. 운동을 하거나 명상을 하기도 하고 꽃이나 애완동물을 기르기도 한다. 남은 생을 위해 종교생활을 더욱 열심히 하기도 한다. 손자손녀의 재롱을 보는 것은 노년기의 가장 큰 즐거움이다. 젊었을 때는 큰 문제이던 것이 나이가 들수록 문제가 없어진다. 벼가 익어 고개를 숙이듯 겸손해지고 너그러워진다. 55세 이영숙 씨는 이렇게 말한다.

"마음이 둥글둥글해지고 욕심이 없어졌어요, 모두 용서하며 더 많은 사랑을 베풀며 모두에게 도움이 되는 값진 일을 하고 싶어요, 시간을 아껴 살아야겠어요."

어떤 일이든지 돈을 벌 수 있는 경제활동을 할 수 있다면 경제적인 도움뿐만 아니라 삶의 새로운 활력을 얻을 수 있다.

폐경과 나이 들어가는 것을 어떻게 받아들이는가는 그 사람의 가치관과 관계가 있다. 가치관은 문화와 생활환경의 영향을 받는다. 매사에 긍정적이고 적극적으로 생활한 사람은 나이 먹는 것도 비교적 자연스럽게 받아들인다. 반대로 부정적이고 소극적인 사람은 폐경의 마루턱을 넘기가 힘들고 늙어가는 것에 대해 분노를 느낀다.

문화적으로 동양 여성은 서양여성에 비해 늙는것에 대해 덜 비관적이다. 동양 문화권에서는 노인을 존경하고 노인을 잘 대접하기 때문이다. 그러나 최근 우리 사회는 서양문화적인 가치가 압도하여 노인에 대한 존경심이나 공경하는 태도가 없어지고 젊고 아름답고 힘 있는 것을 높이 평가하여 노인들을 우울하게 한다. 노인은 처음부터 노인이 아니었으며 지금의 젊은이도 언젠가는 노인이 된다. 이 사실은 진리이지만 인간은 누구나 알면서도 직접 경험하기 전까지는 자기에게는 해당되지 않을 것이라는 착각 속에 살고 있다.

어느 누구에게도 시간은 똑같이 흐른다. 늙는 것을 비관하고 늙지 않으려고 안간힘 쓰는 것도 안타깝고, 미리 늙은이 행세하여 젊은 사람들로부터 대접받기를 바라거나 소외감을 갖는 것도 바람직하지 않다. 담담한 늙음은 젊음보다 멋지다. 가을의 단풍이 꽃보다 아름다울 수 있는 것처럼. 멋있게 늙기 위해서는 가능한 한 잃는 것은 최소화하고 얻는 것이 많은 게 좋겠다. 이렇게 하기 위해 일상생활에서 할 수 있는 몇 가지 방법을 찾아보자.

* 명상, 음악감상, 단전호흡이나 복식호흡, 요가 등 이완법

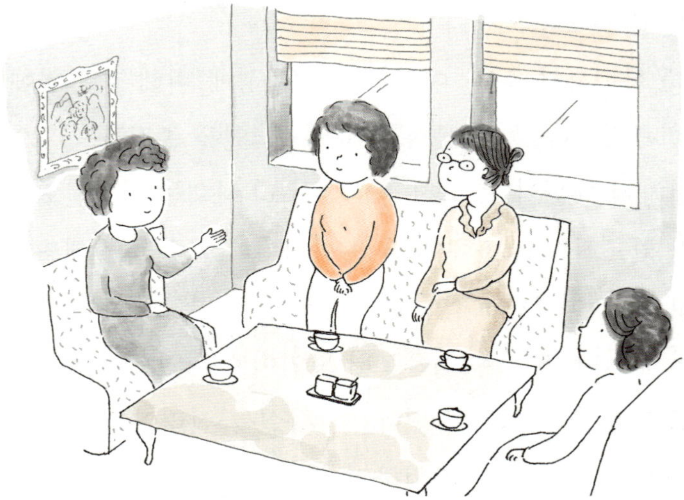

친구를 만나 수다를 떠는 것은 분노를 달래는 한 방법이다.

을 통해 마음을 비우면 생각이 달라지고 지금까지의 문제가 별 것 아닌 것으로, 문제가 되지 않는 것을 느낄 수 있다.

* 꽃이나 채소를 가꾸거나 그림이나 붓글씨를 쓰는 등 무엇엔가 집중하는 것은 불안하고, 안절부절못하던 감정을 잊게 하는 좋은 방법이다. 취미생활을 즐긴다는 것은 자신을 위한 투자로서 자기애와 자존감을 높여 준다. 친구와 만나 수다를 떤다거나 노래를 부른다거나 여행, 외출, 영화관람, 쇼핑을 하여 자신을 치장해 보는 것도 분노를 달래는 한 방법이 된다. 단지 너무 낭비하지 않는 범위

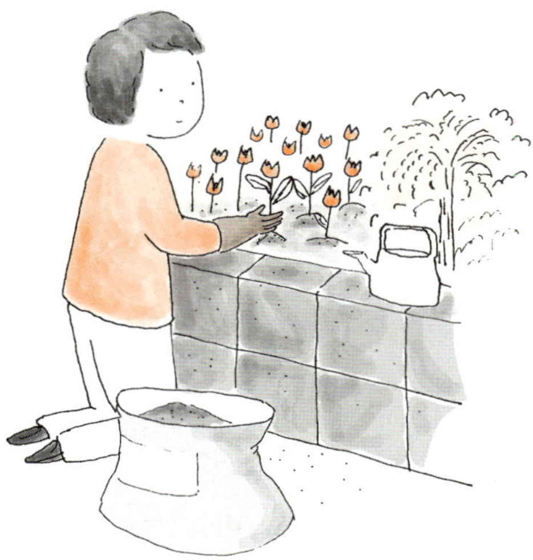

꽃이나 채소를 가꾸는 것은 불안하고 안절부절못하는
감정을 잊게 하는 좋은 방법이다.

내에서 말이다.

* 봉사활동을 하는 것은 베풀며 사는 즐거움과, 주는 것이 받는 것보다 더 기쁘다는 것과, 자신의 삶이 얼마나 감사한가를 알게 한다. 봉사를 해 본 사람들은 누구든지 자신이 누구를 도와 주었다기보다 자신이 더 많은 것을 얻었다고 말한다.

* 기도, 찬송, 성경읽기 등 종교생활로 자신의 마음을 다스리는 것은 스트레스 완화 그 이상이다. 절대자에게 의지해서 마음의 평안과 인생의 성찰, 기쁘고 감사하는 마음을 가질 수 있다. 봉사와 종교생활을 하는 여성의 말을 직접 들어보자. 호스피스 봉사를 하는 김성실 씨는 다음과 같이 말한다. "요즘은 남을 도와주는 일에 마음을 쏟으려고 합니다. 봉사하고 베풀며 사니 즐겁고 기쁘고 항상 건강합니다. 봉사를 하는 것이 그래도 사는 보람을 느끼게 합니다." "하나님께 의지하고 기도생활을 하면 마음이 편해요. 진실한 믿음을 가진 후부터 신경질이 없어지고 모든 일에 만족하고 매사에 감사하는 삶이 되었습니다."

* 새롭게 공부를 하거나(평생교육원, 박물관 대학, 어학공부 등) 취업을 해서 돈을 버는 것은 제2의 인생을 설계하는 것이 된다. 95세 노인이 30년을 허송세월한 것에 대한 후

회의 고백은 60세 이후 나머지 삶을 어떻게 살아야 할 것인가를 알려준다. 요즘은 수명이 길어져서 평균수명이 여자는 82세, 남자는 76세라고 한다. 그러나 실제로 건강관리를 잘하면 90세를 넘기는 경우도 많다. 죽을 날을 기다리며 시간을 낭비하는 것보다 죽는 날까지 내 힘으로 할 수 있는 일에 최선을 다하는 것이 사람 사는 의미가 아니겠는가? 삶에서 죽음을 바라보는 것보다 죽음 쪽에서 삶을 바라보는 것이 훨씬 여유가 있다. 10년밖에 남지 않았다는 것보다 10년이나 남았다고 하는 것이 훨씬 마음이 편하기 때문이다.

* 할 수만 있으면 경제적인 활동을 하는 것이 좋다. 이 나이에 무슨 일을 하여 돈을 벌 수 있을까 생각하지만 찾으면 반드시 찾을 수 있을 것이다. 외교관 출신의 한 할아버지가 공항에서 외국인을 위한 가이드 일을 하는 것을 본 적이 있다. '지하철 택배' 라는 말을 들어 보았는가? 오토바이도 탈 수 없는 노인들이 무료로 탈 수 있는 지하철을 이용하여 꽃배달이나 케이크를 배달하는 것은 얼마나 아름다운가! 그래서 손자손녀에게 용돈이라도 준다면 그때의 보람과 기쁨은 말할 수 없을 것이다.

중년 후에 직장을 가진 여성들의 말을 들어보자.

"자식들이 모두 내 품을 떠나고 내가 살아온 것이 무엇인가 했는데, 식당을 경영하면서 내가 벌어서 쓰고 내 삶이 있고 봉사하고 베풀며 사니 기쁘고 좋아요." "바보처럼 살아온 것이 후회스럽고 눈물이 났어요. 보험회사 외무사원으로 취업을 하고 그 후 내가 할 일이 있으니까 기쁘고 돈을 버니까 남편과 자식보기가 떳떳하고 흐뭇하며 즐겁습니다. 40대 이후 직업을 갖는 것이 꼭 필요하다고 느꼈어요."

* 시골이나 도시의 채마밭에서 농사를 지어 자식들에게 나누어주는 것도 노년의 즐거움이고 보람이다. 비록 자식들은 대수롭지 않게 생각할지라도 1년간 농사지은 곡식과 채소를 자식들에게 바리바리 싸 줄 수 있는 그 자체가 즐거움이고 삶의 의미다. "엄마, 우리 집에 좀 와주세요. 애가 아파요."라는 딸의 전화를 받으면 걱정은 되면서도 아직도 내 존재가 자식들에게 필요하다는 것에 마음이 뿌듯해진다.
* 손자손녀를 돌보고 자식들을 돌보아 주는 것은 즐거운 일이다. 때로 힘들 때도 있지만 아이를 보면 귀찮던 마음이 사라진다. 눈에 넣어도 아프지 않을 정도로 예쁘기 때문이다. 시인이자 서울대 교수였던 유안진은 할머니 방을 '무릎유치원'이라고 했다. 아우를 본 손자녀가 엄마품을 떠나 할머니 무릎에서 옛날 얘기도 듣고 놀이를 통

해 운동도 하고 할머니와 손을 잡고 동네구경을 하면서 자연학습도 하고 인간관계를 배우기 때문이다. 할머니는 며느리에게 뺏긴 부엌의 주도권을 손자손녀를 통해 보상 받는다. 요즘도 직장 나가는 엄마를 대신하여 놀이방과 유치원을 데리고 다니고 학습지도까지 하는 맹렬(?) 할머니들이 있다. 놀이공원에 가서 손자손녀들과 즐겁게 노는 것은 손자손녀를 가진 사람만이 갖는 특권이다. 그러나 손자녀 돌보기가 할머니에게 너무 큰 부담이 되어서는 안 된다. 너무 무리하여 건강을 상하거나 자기 생활이 없어지면 스트레스가 되어 오히려 자녀와 관계가 나빠지고 돌보는 손자녀에게까지 영향을 미친다. 그러므로 시간표를 정해 놓고 자녀들과 의논하여 손자녀 돌보기와 자기 생활의 균형을 맞추어야 서로에게 도움이 된다. 부모라고 무조건 자녀의 청을 들어줄 수 있는 것이 아니고 자신의 시간과 생활이 필요하다는 것을 밝히는 것이 후에 오해나 갈등을 방지할 수 있다. 또한 자녀의 입장에서도 아이를 돌봐주는 어머니에게 감사하고 어떤 방법으로든지 적당한 보상을 해 주는 것이 바람직하다. 서로 주고받는 것은 어디에서나 필요한 일이다. '우리 딸(며느리) 혹은 아들(사위)이 해 주었어요' 라고 하는 말이 할머니에게는 가장 자랑스러운 말이다.

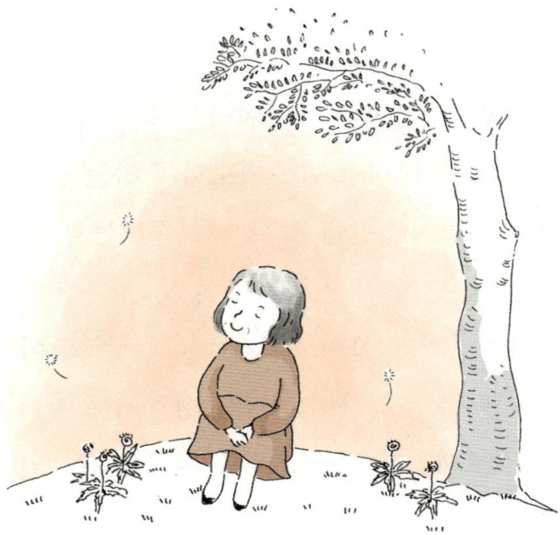

나이 들면서 잃는 것보다 얻는 것이 더 많은 삶은 풍성하고 행복하다. 무엇을 입고 무엇을 먹어도 나는 언제나 부자다. 중년 이후야말로 진정 내 스스로 내 주관에 의해 살아가는 나의 삶이다. 나는 내 삶의 주인이기 때문이다.

멋있는 인생: 연륜의 멋과 관조(觀照)

폐경이라는 변화를 겪으면서 여성은 자기만족과 자기수용이라는 인생의 고지에 이르게 된다. 이에 따라 폭넓은 세계관을 가지게 되고 이러한 세계관은 개인의 성품을 풍요롭게 하며 인생과 인류에 대한 새로운 전망을 가지게 해 준다. 새로운 에너지가 분출하고 뭔가 자기만의 것을 해 보고 싶어진다. 이러한 엄마를 보고 아이들과 남편들은 깜짝 놀란다. '아니, 우리 엄마(혹은 내 아내)에게 이런 점이 있었던가!' 하고 놀라게 된다. 지금까지 모든 에너지를 남편을 위한 내조와 자식들의 뒷바라지로 자신의 욕구와 필요를 줄이고 가족을 위해 양보하고 순종하면서 자신이 하고 싶은 것, 자신을 위한 것은 뒷전에 두고 살아왔기 때문에 가족들은 누구도 어머니가 여성으로서 자신의 욕구를 가지고 있고 가사와 자녀양육 외에 다른 능력과 지혜가 있다는 것을 모르고 있었다. 한 예로, 몇 년 전 방영된 TV 드라마('엄마가 뿔났다')에서 주인공인 어머니가 생일을 맞아 집을 나가겠다고 선언했을 때 극중의 가족들과 시청자가 모두 놀랐다. 지금까지의 어머니, 아내의 모습과는 전혀 다른 모습이었기 때문이다. 드라마를 보는 다른 여성들도 어떻게 감히 저런 요구를 할 수 있나 하고 비난을 하는 사람도 있었지만 사실은 자신도 그런 욕구가 있다는 것을 숨길 수 없었을 것이다. 그 비난의 내면에는 자신도 해 보고 싶은데 감히 그러한 행동을 할 수 있는 용기가 없고 여건이 안 되는 것에 대한 부러움이 깔려 있다. 알뜰하게 살던 여성이 밥하기 싫다고 외식을 하자고 한다. 외식은 분명 집에서 먹는 것보다 비싼데도 말이다. 하루 세 끼를 다 집에서 먹는 남편은 '삼식이' 라고 하여 가장 인기 없는 남편이고 한 끼도 집에서 먹지 않는 남편은 '영식님' 이라고 하여 가장 인기가 좋다. 이것은 여성들이 밥하고 반찬하는 것이 얼마나 지겨운 일인가를 농으로 표현한 말이다.

가정주부에게도 안식년이 필요하다고 생각한다. 1년이 길면 반 년, 아니면 한 달이라도 자기만의 공간, 자기만의 시간이 필요하다. 필자는 집을 수리하면서 조그만 골방을 내방으로 만들었다. 책장을 벽에 붙이고 사방탁자와 경상을 들려놓고 어머니가 수놓은 액자를 걸어두니 아늑한 나만의 방이 되었다. 어머니의 채취가 느껴지기도 하고 오래된 작은 라디오를 들으면서 혼자 음악을 듣던 학창시절 기분이 나기도 한다. 이 방에서 혼자 편지를 쓰고 일기도 쓰고 기도도 명상도 할 것이다.

이런저런 이유는 있겠지만 지금까지 중년여성 특히 가정주부의 능력을 무시했던 것만은 부정할 수 없을 것이다. 인류학자로 유명한 마가렛 미드 여사는 51세에 20년 전에 배웠던 언어를 다시 복습하여 뉴기니로 돌아갔으며, 이화여자대학교를 설립한 스크랜튼 여사는 50세가 넘어서 낯설고 물선 한국에 선교사로 왔다. 내 친구 중에는 간호사이면서도 한 번도 취업을 하지 않다가 50세에 산후조리원에서 산모와 아기를 돌보고, 노인요양시설에서 노인을 돌보는 친구들이 있다. 50세 이후에 시를 써서 등단한 친구도 있고, 그림을 그려 개인전을 여는 친구들도 있다. 사진작가가 되기도 하고, 어학공부를 시작하기도 한다. 박물관 대학과 문화교실을 다니면서 배움과 앎의 욕구를 충족시키기도 하고, 더 용기를 내어 대학원 공부를 시작하는 친구도 보았다. 젊어서 호랑이 같은 시어머니의 시집살이를 하고, 바람피우는 남편을 다독이고, 시누이 시동생 뒷바라지까지 한 친구가 이제 중년의 너그러움으로 부녀회 회장을 맡아 리더십을 발휘하고, 봉사하고 친구들과 여행도 하면서 성숙한 인생의 열매를 따먹는 모습은 아름답고 부럽기까지 하다. 요즘은 컴퓨터에 푹 빠져 자기 블로그를 만들고 인터넷 카페에서 친구들과 잡담을 즐기고 있다.

여성의 이러한 힘과 용기는 어디에서 나오는 것일까? 학자들은 폐경 후의 호르몬 변화와 관계가 있다고 한다. 폐경 후 프로게스테론의 쇠퇴와 안드로겐의 분비로 새로운 에너지가 분출하고 월경과 월경증후군에서 해방되어 자유로움을 느낀다. 호르몬의 변화가 없는 남성이 갱년기 후에 쇠퇴하기만 하는 것에 비해서 여성은 폐경으로부터 귀중한 선물을 받은 것이다. 폐경 후 여성들은 난소에서 여성호르몬인 에스트로겐 생산은 중단되지만 남성호르몬인 테스토스테론은 소량이지만 지속적으로 생산된다. 폐경 후 여성 중 약 50%가 상대적으로 테스토스테론이 높아지는 현상이 나타나는 것은 이러한 현상 때문이다. 이에 따라 여성은 에너지가 증가하는 반면 남성은 쇠퇴로 나아간다. 남자가 쇠퇴한다기보다는 여자가 남자를 따라잡는다고 볼 수 있다.

폐경기 후의 여성은 새로운 도전과 살아온 날을 관조하면서 여성으로 거듭난다(woman as rebirth). 중년의 지혜를 극대화하여 비우기와 다시 채우기를 한다. 이를 위해서는 무엇을 해야 할까? 몇 가지 방법을 실천해 보자.

나이 먹는 것에 연연하지 말자

여성에게 나이를 묻는 것은 실례다. 특히 폐경기 이후 여성에게는 더욱 그러하다. 내가 아는 한 성악가는 만년 29세였다. 그녀는 그녀의 이름을 붙인 오페라단을 운영했는데 70세가 넘어서도 오페라가 끝난 후에는 나비처럼 날아나와 무대인사를 했다. '이젠 늙었나봐' 라는 생각은 하지 말고 늘 운동을 하고 체중을 조절하여 가급적 날렵한 행동을 하도록 하자. 75세의

한 노교수는 지하철과 버스를 타고 다니면서 지금도 연구를 위해 자료 수집을 하러 다닌다. 그의 자가용은 'B.M.W' 다. 버스(Bus), 지하철(Metro), 걷기(Walking). '내일 지구가 망한다 하여도 나는 한 그루의 사과나무를 심겠다' 고 말한 스피노자처럼, 죽는 날까지 우리에게 주어진 재능을 최대한 발휘하고 하나님이 부르실 때 미련 없이 떠나자.

활기차게 지내고 사회 활동을 하자

뇌의 기능은 삶에 대한 자세와 기대감에 의해 영향을 받을 수 있다. 전신이 마비된 환자도 뇌가 움직이면 산 사람이고, 육체에 이상이 없어도 뇌기능이 손상되면 죽은 사람이나 다름없다. 사람구실을 못하고 대화가 통하지 않기 때문이다. 스티븐 호킹 박사는 육체가 말라들어가도 뇌의 활동으로 지금도 계속 강의를 하고 새로운 이론을 발표하고 있다. 제주도의 사진작가 김영갑은 루게릭병으로 죽어가면서도 사진을 찍어 아름다운 제주도의 중산간을 소개하였다. 뇌가 죽은 사람은 식물인간으로 아무것도 할 수 없다. 결국은 뇌사판정을 받고 장기를 기증하는 것으로 그나마 마지막 인생을 의미있게 보낸다.

뇌는 쓰지 않으면 녹슬게 되어 있다. 나이를 먹어도 무언가를 배우는 것은 뇌의 신경세포를 활발하게 만든다. 집에만 박혀 있지 말고 새로운 환경에 자신을 노출시키고 새로운 아이디어를 생각하고 다양한 연령대의 사람들을 만나서 새로운 인간관계를 넓히자. 인간관계와 건강, 수명은 정비례한다. 인간관계의 폭이 넓은 사람일수록 건강하고 오래 산다. 누가 나를 먼저 불러주기 전에 내가 먼저 친구를 찾아가 보자. 항간에 유행하는 노인들의 멋있는 인생을 위한 'Seven up'은 참으로 그럴듯한 말이다.

1. Clean up: 깨끗하게 씻는다. 나이가 들면 노인 냄새가 나지 않도록 해야 한다. 사람 체취는 먹는 음식과 호르몬에서 나는 것이므로 노인에게는 노인 특유의 냄새가 나기 마련이다. 게다가 씻지 않아 더러운 냄새가 더해지면 다른 사람들 특히 젊은 사람들이 가까이 하기 싫어할 것이다. 화장이나 향수로 덮는 것보다 상큼한 비누냄새를 풍기는 것이 더 좋다.
2. Dress up: 멋지게 옷을 입는다. 비싼 옷보다는 깨끗한 옷, 단정한 옷, 분위기에 어울리는 옷을 입으면 품위가 있다. 새옷을 사기보다 있는 옷 중에서 골라 입자. 있는 옷만 입어도 평생을 다 못 입는다.
3. Make up: 적절하게 화장한다. 피부에 맞는 적당한 화장은 노화를 지연시키고 한결 젊어보이게 한다. 피부와 두

피에 영양을 주고 지나친 자외선을 피하고 수분을 공급하여 촉촉하고 윤기 있는 피부를 유지하는 것은 나이보다 훨씬 젊어 보이게 한다. 화장한 자신의 얼굴을 거울로 보는 것은 여성의 나르시스즘을 충족시킨다.

4. Show up: 여러 모임에 참석한다. 동창모임, 계모임, 학부모모임 등 여러 모임에 가서 수다를 떠는 것은 치료적 효과가 있다. 혼자 고민하던 것이 혼자만의 일이 아니라는 사실에 위로를 받는다. 다른 사람의 경험에 비추어 자신의 생을 반추해 보고 감사와 성찰의 기회를 가질 수 있다. 새로운 아이디어를 얻기도 하고, 함께 운동이나 자원봉사 활동을 할 수도 있으며 가능하면 새로운 직장이나 사업을 구상할 수도 있다. 그냥 먹고 수다를 떠는 것도 좋겠지만, 문화센터나 박물관, 음악회 등을 함께 가는 것도 좋을 것이다. 요즘은 각 구마다 구민문화센터에서 각종 프로그램을 실시하고 있으므로 이런 기회를 적극 활용하자.

5. Pay up: 자기 몫은 자신이 지불하자. 어디서 무슨 활동을 하든 회비가 있다. 식사를 해도 자기 밥값은 자기가 지불한다. 노인이라고 젊은 사람에게 대접받으려 하거나 남에게 편승하려고 하지 말고 나누고 베푼다는 생각으로 과감하게 지갑을 열어 지불할 것은 지불하자. 다른 사람에게 부담을 주지 않고 폐를 끼치지 않아야 계속 관계를

유지하고 당당할 수 있다. 돈이 없으면 다른 것, 예를 들어 밭에서 기른 야채나 꽃, 집에서 만든 과자나 떡, 조그마한 수공예품 등으로 사람들을 즐겁게 할 수 있다.

6. Give up: 자신이 할 수 없는 것, 해서는 안 되는 것은 깨끗이 포기하자. 체력적으로 따라갈 수 없는 것, 능력이 되지 않는 것을 억지로 하겠다고 하여 다른 사람에게 폐를 끼쳐서는 안 된다.
7. Shut up: 꼭 필요한 말만 한다. 노인에게 말을 시키면 항상 말이 길어진다. 경험이 많고 할 말이 많기 때문이다. 그러나 다른 사람들은 별로 귀담아 듣지 않는다. 많은 말은 하지 않아도 꼭 필요한 말은 해야 한다. 어른으로서 해야 할 말도 하지 않는다면 그것 또한 어른으로서 직무유기다.

긍정적인 사고와 태도를 갖자

낙천주의는 우울증의 천연예방제다. 긍정적 사고는 문제해결을 더 잘하게 하고 더 건강하고 오래 살게 한다. 부정적 사고를 하는 우울한 사람은 낙천주의자보다 심장발작 가능성이 4배나 높다고 한다. 건강한 생활태도와 건강한 뇌는 매우 밀접한 관계가 있어서 치매예방과도 관련이 높다.

부정적이며 고립된 생각과 행동을 바꾸자

적대적이고 부정적인 사람은 일찍 죽거나 병에 걸릴 확률이 높다. 우울하거나 고립감을 느끼게 되면 전문가의 도움을 받아야 한다. 다양한 상담과 행동요법은 자신의 생활태도를 바꾸는 데 도움이 되고, 상황에 대한 인식이 건설적인 방향으로 바뀌어 문제해결이 한결 쉬워진다.

유머감각을 갖자

사람들은 재미있는 사람을 좋아한다. 크게 웃는 것은 보약보다 좋다. 웃으면 엔도르핀이 분비되어 신진대사를 촉진하여 노화를 방지한다.

1, 10, 100, 1,000, 10,000의 법칙(?)을 활용해 볼 만하다.

1	하루에 1번 쾌변을 본다.
10	10번 크게 웃는다. 웃을 일이 없으면 코미디를 보면서 억지로라도 웃는다.
100	100자 쓴다. 붓글씨나 일기, 편지, 성경이든 무엇이든지 쓴다.
1,000	1000자 읽는다. 신문, 책, 무엇이든지 읽어 뇌가 녹슬지 않도록 한다.
10,000	10,000보 걷는다. 걷는 것은 가장 좋은 유산소 운동이다.

충분한 영양을 섭취하고 규칙적인 운동을 하자

균형 잡히고 영양이 고루 함유된 제철 음식을 알맞게 섭취하고, 규칙적인 운동을 하여 영양분이 모세혈관 구석구석까지 가서 치매나 기능장애가 되지 않도록 한다. 너무 좋은 음식을 과잉섭취하는 것보다 소박한 음식을 소량섭취하는 것이 좋다. 노인이 되면 소화기능이나 다른 기능이 떨어지므로 소량씩 자주 먹고, 걷거나 수영, 요가, 스트레칭 등 운동을 하여 몸의 구석구석까지 영양과 산소를 공급하는 것이 좋다.

감정을 충분히 표현하면서 삶을 치유하자

좋거나 나쁜 감정을 억제하는 것은 뇌의 동맥경화를 비롯한 심장질환의 원인이 된다. 전통적으로 감정을 표출하지 않는 것이 미덕이라고 배워 왔다. 특히 중년 이후의 여성은 희로애락을 표시하는 것이 좋지 않은 것으로 받아들여지고 있다. 그러나 슬플 때 마음껏 슬퍼하고, 기쁠 때 마음껏 기뻐하는 것은 마음의 카타르시스로 감정을 정화시켜 시원하게 한다.

반대로 감정을 억제하면 한이 맺히고 치매, 우울증, 심장병에 시달리게 된다. 적대감이 있을 때는 쉽게 사라지지 않는다. 내가 상대방에게 적대감을 가지면 상대방도 내게 적대감을 가

질 것이라 생각하면 오히려 상대방에게 더 잘 해주고 싶은 마음이 생길 것이다. 상대방이 내게 적대감을 갖지 않아야 내가 편안해지기 때문이다.

가장 좋은 방법은 무엇이든 감사한 일을 찾는 것이다. 아무리 작은 일이라도 감사한 일을 찾으면 적대감 대신 감사한 마음이 자리 잡게 된다. 흰종이를 반으로 접어 한 면에는 억울하고 속상한 것을 적고 다른 한 면에는 고맙고 감사한 것을 적어보자. 억울한 것보다 감사한 것이 많으면 성공한 인생이다. 나이가 들수록 종교가 필요하다. 종교를 갖는다는 것은 감사함을 더 많이 느낀다는 것이다.

가능하다면 일을 오래 하자

직장이 있는 사람은 가급적 정년까지 은퇴를 하지 말고, 부득이 퇴직을 한 사람은 무언가 몰두할 수 있는 일을 찾는 것이 좋다. 지금까지 소비자 역할을 한 가정주부라면 자신이 가장 좋아하는 일이 무엇인가 찾아보자. 그 일이 돈이 생기는 일이라면 더욱 좋고 그렇지 않더라도 봉사활동이나 취미생활 혹은 자녀를 봐준다거나 채마밭을 가꾸는 것 등 자신의 시간과 에너지를 투자하고 싶은 데 투자하자. 오드리 햅번은 자신의 어록에 이런 말을 남겼다고 한다. “우리는 나이가 들면서 깨닫게 된다. 우리의 손 하나는 나를 위한 것이고 다른 하나는 남을 돕기 위한 도구라는 것을." 건강할 때, 조금이라도 움직일 수 있을 때 나와 남을 위해 무엇인가 한다는 것은 내가 살아있다는 의미다.

일본의 게이오 대학을 설립한 후쿠자와 유기치는 우리가 이 세상을 살아가면서 명심해야 할 7가지 심훈(心訓)을 다음과 같이 말했다.

1. 이 세상에서 가장 즐겁고 멋진 것은 일생을 바쳐 할 일이 있다는 것이다.
2. 이 세상에서 가장 비참한 것은 인간으로서 교양이 없는 것이다.
3. 이 세상에서 가장 쓸쓸한 것은 할 일이 없이 사는 것이다.
4. 이 세상에서 가장 추한 것은 다른 사람의 생활을 부러워하는 것이다.
5. 이 세상에서 가장 귀한 것은 남을 위해 봉사하고 보답을 바라지 않는 것이다.
6. 이 세상에서 가장 아름다운 것은 모든 사물에 애정을 느끼는 것이다.
7. 이 세상에서 가장 슬픈 것은 사람으로서 거짓말을 말하는 것이다.

우리 주위에 아름답게 살다간 사람들이 많이 있다. 내가 존경하는 사람은 오드리 햅번을 비롯하여 자연을 사랑하고 정원을 아름답게 가꾼 타샤 튜드, 아름다운 삶, 사랑, 그리고 마무리(Loving and Leaving the Good Life)를 하고 간 헬렌 니어링과 스콧 니어링, 수필처럼 맑고 청초하게 살다간 수필가 피천득, 무소유를 살다간 맑고 향기로운 법정 스님, 영혼을 살다간 제주도의 사진작가 김영갑 등이다. 이런 분들이 계셨기에 세상은 살 만한 곳이다.

에필로그

인생은 살 만한 것이다! 한평생을 사는 동안 우여곡절이야 있었지만 폐경을 지나고 환갑을 맞이하면 한 갑년 60년을 산 것이다. '삼천갑자 동방삭' 이는 아니라도 요즘은 명이 길어져서 60은 청년이요, 70은 장년이요, 80이나 되어야 노인 축에 들고, 90이 되어도 아직도 살 날이 남았다.

이 세상에 내가 있었던 것이 얼마나 큰 은총인지! 내 어머니의 난소에서 그 많은 난자 중 하나를 택하시고, 내 아버지의 수억 개 정자 중 하나를 택하셔서, 하나님 형상을 따라 나를 만드셨으니, 나에게 생명을 주시고 오늘날까지 살게 하신 하나님의 은총에 감사를 드리지 않을 수 없다.

이 얼마나 축복받은 인생인가! 내 존재가 이럴진데 내가 사는 오늘 하루는 또 얼마나 소중한가! 이른 새벽 눈을 뜨면 날마다 힘차게 떠오르는 태양을 보고, 맑은 공기, 숲 속 새소리처럼 아이들의 재잘거리는 소리, "세~탁"하고 외는 소리, 아파트

엘리베이터 문 열리는 소리…….

매일 반복되는 일상에서 감사하고 기뻐하며 정성을 다하여 살고 싶다. 내가 사는 오늘은 어제 죽은 사람이 그렇게 보고 싶어 했던 내일이었다. 그리하여 작고 조그만 일에도 나만의 의미를 두고 하나씩 소중한 사건으로 기대하고, 기다리고, 준비하고, 정성을 들이고, 감격하면서, 감사를 드린다. 오늘은 동창들을 만나고, 오늘은 꽃시장에 가고, 오늘은 친구 농장을 방문하고, 오늘은 손자의 피아노연주회에 가고, 오늘은 어시장에 가서 싱싱한 생선을 사고, 또 오늘은…… 매일을 이렇게 소중하게 살다가 어느 날 하나님이 부르실 때 '예' 하고 달려가서, 세상은 참 아름답고 인생은 살 만했다고 말씀드리면, 하나님께서 '착하고 충실한 종아! 참 잘 살고 왔구나. 내가 너를 만들기를 참 잘했다.' 하고 웃으시지 않을까?

내일 다시 태양을 볼 수 있으면 좋지만, 비록 그렇지 않더라도 오늘 하루가 가장 행복한 바로 그날이다.

참고문헌

김경원(2004). 중년여성의 건강증진을 위한 단전호흡 모형개발. 이화여자대학교 대학원 박사학위논문 미간행.

대한폐경학회편찬위원회(2006). 폐경기 건강. 서울: 군자출판사.

박형무, 임소연 역(2007). 폐경기건강과 호르몬요법. 서울: 조윤커뮤니케이션.

박혜숙(2004). 콩식물 섭취가 중년여성의 폐경증상, 혈청호르몬수준, 지질대사 및 골대사에 미치는 효과. 이화여자대학교 대학원 박사학위논문.

배경의(2006). 폐경기 적응 측정도구. 이화여자대학교 대학원 박사학위논문.

생약학교재편찬위원회(2010). 생약학. 서울: 동명사.

안우성 역(2007). 여성호르몬의 진실. John R. Lee 저. 서울: 실사구시.

양억관 역(2002). 물은 답을 알고 있다 1, 2. 서울: 나무심는 사람.

왕명자, 박미영, 김영경, 홍영상, 손인아, 차남현, 어용숙(2008). 건강사정. 서울: 현문사.

유한기(1999). 폐경후 건강하게 오래 사는 법. 대한폐경학회.

이경혜(1990). 쑥을 이용한 전통적 회음간호에 대한 연구, 간호과학, 2, 48-64.

이경혜(1994). 아름다운 폐경. 서울: 현문사.

이경혜(2000). 여성건강간호학 I, II. 서울: 현문사.

이경혜(2005). 여성건강간호학 I, II. 서울: 현문사.

이경혜(2010). 여성건강간호학 I, II. 서울: 현문사.

이경혜, 장춘자(1992). 중년기 여성의 폐경 경험, 모자간호학회지, 2(1), 70-86.

이상춘 역(2001). 폐경기여성의 몸 여성의 지혜. 크리스티안 노스릅 저. 서울: 한문화.
이외수(2008). 하악하악. 서울: 해냄.
전세일(2008). 임상의료에서 보완대체요법의 적용, 삼음교지압의 이해와 임상적용. 연세대학교 간호대학 간호정책연구소.
정영목 역(1991). 조용한 변화. 게일 쉬이 저. 서울: 김영사.
한숙희(2004). 중년여성의 폐경증상과 폐경관리 및 삶의 질. 이화여자대학교 대학원 석사학위논문 미간행.

Aguilera, D. C., & Massick, J. (1982). *Crisis Intervention* (4th ed.). St. Louis, CV Mosby Co.
Barbo, D. M. (1987). Physiology of menopause, *Medical Clinics of North America, 7*(1), 11-13.
Dickson, G. (1990). A fminist poststructualist analisis of the knowledge of menopause, *ANS, 12*(3), 15-31.
Donovan, J. C., & Rochester, N. Y. (1951). The menopausal syndrome: A study of case histories, *American Journal of Obstetric & Gynecology, 62*(6), 1281-1291.
Duvall, E. M. (1977). *Marriage and family development* (5th ed.), New York: L. B. Lippincott Company.
Engal, N. S. (1987). menopause stage, Current life change, Attitude toward Women's roles and perceived health status, *Nursing Research, 36*(6), 353-357.
Fooden, M. (1983). Women's mental health in Myra Fooden, *Gene and Gender: IV The second X and Women's health,* New York: Gordian Press.
Greenwood, S. (1989). *Menopause Naturally-preparing for second half of life,* Ca, Volcano Press.
Kim, Young Key, Sich D., Park, Tai Keun & Kang, Duck Hee(1980). Naeng: A

korean Folk Illness, Its Ethnography and its Epidemiology, *Younsei Medical Jounal 21*(2), 147-155.

Lark, S. M. (1990). *The Menopause self help book*, California, CERESTIALARTS.

MacPherson, K. I. (1985). Osteoprosis and Menopause: feminist analysis of the Social construction of metaphor, *ANS, 3*(2), 95-113.

May, K. A., & Neeson, J. D.(1986). *Comprehensive Maternity Nursing*, Philadelphia; Lippincott Co.

Weiss, K.(1984). *Women's Health Care-A guide to Alternatives*, Virginia, Reston Publishing Co INc.

http://enwikipedia

www.mayoclinic.com/health/osteoporosis/HQ00643

찾아보기

■ 이경혜

이화여자대학교 간호과학대학 학사, 석사, 박사

현) 이화여자대학교 간호과학대학 교수

아름다운 폐경

멋진 인생

2011년 6월 5일 1판 1쇄 인쇄
2011년 6월 10일 1판 1쇄 발행

지은이 • 이경혜
펴낸이 • 김진환
펴낸곳 • (주) 학지사
121-837 서울특별시 마포구 서교동 352-29 마인드월드빌딩 5층
대표전화 • 02) 330-5114 팩스 • 02) 324-2345
등록번호 • 제313-2006-000265호

홈페이지 • http://www.hakjisa.co.kr
커뮤니티 • http://cafe.naver.com/hakjisa

ISBN 978-89-6330-693-3 03510

정가 12,000원